Esther Matolycz
Basiswortschatz Gerontologie
und gerontologische Pflege

Esther Matolycz

Basiswortschatz Gerontologie und gerontologische Pflege

facultas

Die Autorin
Esther Matolycz, Mag. Dr. phil., DGKP, LfGuK, Studium der Erziehungs-/Bildungswissenschaft und Publizistik, tätig in der Aus-, Fort- und Weiterbildung im Pflege- und Sozialbereich.

Eine geschlechtergerechte Schreibweise wird in diesem Buch vorwiegend durch die Verwendung der Schreibung mit Stern * realisiert. Ist eine korrekte, alle Endungen berücksichtigende Schreibung auf diese Weise nicht möglich oder erfordert sie Ergänzungen, die den Lesefluss hemmen, so wird – stellvertretend für beide Geschlechter – die männliche Form gewählt.

Bibliografische Information der Deutschen Nationalbibliothek

Die Deutsche Nationalbibliothek verzeichnet diese Publikation in der Deutschen Nationalbibliografie; detaillierte bibliografische Daten sind im Internet über http://dnb.d-nb.de abrufbar.

1. Auflage 2023

facultas Verlag, 1050 Wien, Österreich

Umschlagfoto: Prostock-Studio, istockphoto.com
Lektorat: Laura Hödl
Satz: Wandl Multimedia-Agentur, Groß Weikersdorf
Druck: Facultas Verlags- und Buchhandels AG
Printed in Austria
ISBN 978-3-7089-1997-3
e-ISBN 978-3-99111-252-5

Vorwort

Der vorliegende Grundwortschatz möchte nicht nur Auszubildenden, sondern allen Berufsgruppen in der gerontologischen bzw. geriatrischen Pflege und Betreuung eine Hilfe sein.

In den letzten Jahrzehnten sind in diesem Bereich viele Modelle, Konzepte, Theorien und Interventionsformen entstanden. Ebenfalls setzen sich Schritt für Schritt auch eigene Begrifflichkeiten (z. B. für Verhaltensweisen bei Demenzbetroffenheit) durch, da das Feld sich zunehmend professionalisiert.

Ob Biografiearbeit, Mäeutik, Validation oder Psychobiografisches Pflegemodell – sie alle verfügen über zentrale Begriffe, teils eigene Interventionsformen und Ziele.

Über all das soll ein Überblick gegeben werden, ebenso aber über zentrale Diagnosen, Symptome, Verhaltensweisen und Zustandsbeschreibungen.

Auch zum Altern selbst finden sich Konzeptionen und Theorien (wie zum Beispiel die Unterscheidung des dritten und vierten Lebensalters, des primären und sekundären Alterns und von Formen des Copings, z. B. das Modell der Selektion, Optimierung und Kompensation oder das der Assimilation und Akkommodation) sowie ganz unterschiedliche Begriffe der Biografiearbeit oder der zugehörigen Erhebung von Daten.

Das Buch ist allerdings nicht nur als Nachschlagewerk gedacht. Es muss, wie auch schon der Basiswortschatz, etwas leisten, das einfaches „Googeln“ nicht kann.

Es geht also weniger darum, einzelne Begriffe in jedem Detail zu erörtern, vielmehr jeweils ums Wesentliche, damit rasch auch Überblickswissen entstehen kann, denn:

Der Grundwortschatz ist ein Angebot zum Blättern und Finden, wobei auch das gefunden werden soll, was gar nicht gesucht werden konnte – weil es vielleicht nicht bekannt war.

Es ist allerdings unmöglich, jedem einzelnen Begriff alle denkbaren Querverweise zuzuordnen – auch, wenn das im Wesentlichen geschieht, wenn man über einen Querverweis zum nächsten, thematisch verwandten Begriff gelangt, und hier wieder zum nächsten usw.

Daher sind den Begriffen unterschiedliche Kategorien zugeordnet:
- Modell, Theorie oder Konzept
- Assessment
- Intervention
- Diagnose, Symptom, Zustands- oder Verhaltensbeschreibung
- Sonstiger Fach- oder Spezialbegriff

Wer also nicht nur nachschlagen möchte, sondern zugleich auch wissen will, welche Interventionsformen, Assessments oder Modelle, Theorien und Konzepte gängig sind, kann anhand der Symbole suchen.

Selbstverständlich kann und will dabei kein Anspruch auf Vollständigkeit erhoben werden. Aber schon die Bewegung in diesen Begriffswelten wird Orientierung im Thema schaffen, ebenso Sensibilität – und schließlich auch Anregungen zu weiterer Vertiefung außerhalb des Grundwortschatzes geben.

Inhaltsübersicht

Abkürzungen/Symbole

Modell, Theorie oder Konzept = M/T/K ⊙

Diagnose, Symptom, Zustands- oder Verhaltensbeschreibung = D/Z/S/V 

Sonstiger Fach- oder Spezialbegriff = FB ⓘ

Assessment 

Intervention 

24-Stunden-R.O.T., das	Eines von drei Elementen des R.O.T. (Realitätsorientierungstrainings) Es findet grundsätzlich über 24 Stunden statt, steht für orientierende Kommunikation und Interaktion und kann Folgendes beinhalten: 1. Informationen, die über Gespräche erfolgen 2. Orientierende Raumgestaltung 3. Weitere, orientierende Angebote Zu 1.: Findet eher „beiläufig“ statt, indem zu passenden Gelegenheiten Zeit, Datum, Jahreszeiten, saisonale Feste, Alltagsgegenstände o. ä. erwähnt und zugeordnet werden; zum Beispiel thematisiert man beim Ankleiden unterschiedliche Kleidungsstücke („Was zieht man im Winter oft an?“ etc.). Falsche Nennungen können einfühlsam korrigiert werden, es darf zu keinem Zeitpunkt zur Verkindlichung kommen. Zu 2.: Das können z. B. saisonale Dekorationen (gibt Orientierung zu Jahreszeiten und besonderen Festen), ein großer Abreißkalender (Orientierung zum Datum bzw. Wochentag), oder Tonsignale (z. B. ein Gong zum Mittagessen, eine bestimmte Kennmelodie aus dem Radio zu bestimmten Tageszeiten etc.) sein. Zu 3.: Etwa z. B. Handläufe, große Schilder (mit eindeutigen → Symbolen), Farbleitsysteme oder Bodenmarkierungen *Siehe auch:* *→ R.O.T*
„Abbau“, der	Verlust von Fähigkeiten, Fertigkeiten oder Körperfunktionen in Zusammenhang mit fortschreitendem Lebensalter; meist wird von intellektuellem Abbau (→ Abbau, intellektueller) oder funktionellem Abbau (→ Abbau, funktioneller) gesprochen *Der Begriff ist unklar, weshalb er hier auch unter Anführungszeichen gesetzt ist. Zeitgemäße gerontologische/geriatrische Pflege und Betreuung stellt nicht den sogenannten Abbau ins Zentrum, sondern zielt auch auf unterschiedliche Formen der Bewältigung altersbedingter Veränderungen. Der sogenannte „Abbau“ ist zudem nicht zwingend irreversibel (→ Irreversibilität).*

„Abbau“, funktioneller, der	1. (→ „Abbau“) Meint in der GPB (Gerontologische Pflege und Betreuung) Verluste unterschiedlicher Körperfunktionen, die altersbedingt sind 2. Meint in der GPB auch Verluste der Fähigkeit zur insgesamten, selbstständigen Alltagsbewältigung *Siehe auch:* *→ Abbau* *→ Defizitmodell*
„Abbau“, intellektueller, der	(→ „Abbau“) Meint in der GPB Verluste der verstandesmäßigen („geistigen“) Fähigkeiten. Sie können mit bestimmten Erkrankungen einhergehen und sind keinesfalls immer irreversibel (→ Irreversibilität), sondern können schwanken. *Siehe auch:* *→ Abbau* *→ Defizitmodell*
Abhängigkeitsgrad, der	Nach Abhängigkeitsgrad (bzw. Grad der Einschränkung) zu unterscheiden, ist eine im angloamerikanischen Raum übliche Beschreibung der Lebensphase Alter, typisch sind dabei die Begriffe: → Go-Go, → Slow-Go und → No-Go, wobei wesentlich nach Allgemeinzustand und hierbei wieder nach Mobilität unterschieden wird. *Siehe auch:* *→ Altersabschnitte* *→ Alternsformen*
Adaptionszeit, die	Zeit, die für die Wahrnehmung und Verarbeitung eines Reizes notwendig ist. Sie kann im → Alter verlängert sein (sehr oft spielen hier bestimmte Erkrankungen eine Rolle). Eine verlängerte Adaptionszeit muss unbedingt beachtet werden, da ältere Menschen sonst Unterhaltungen oder überhaupt dem Geschehen nicht mehr folgen können. Das kann wiederum den Verlust von Fähigkeiten oder Fertigkeiten zur Folge haben. *Siehe auch:* *→ Psychobiographisches Pflegemodell (der Begriff spielt hier eine tragende Rolle – die geänderte Adaptionszeit bietet darin den Anlass zu einer entsprechend geänderten Pflege und Betreuung)* *→ Gedächtnisspeicher-Modelle*

ADCS/ADL (Alzheimer's disease cooperative study/Activities of daily living inventory for Alzheimer's disease scale)	Assessment-Instrument zur Erfassung der → Alltagsfähigkeiten von an (Alzheimer-)Demenz Erkrankten. Abgefragt werden ganz typische Aktivitäten des täglichen Lebens, die auch Grundlage dieser Testung sind (beispielsweise die Fähigkeit, sich zu bewegen, zu lesen, Haushaltsgeräte zu bedienen, sich spielerisch zu beschäftigen etc.) *Siehe auch:* *→ Assessment, geriatrisches* *→ Basis-Assessment, geriatrisches*
Adhärenz, die ⊙	Einverständnis zwischen behandelnden Personen und Patient*in oder → Klient*in, das dazu führt, dass die gemeinsam vereinbarten Therapiemaßnahmen eingehalten werden. *Siehe auch:* *→ Compliance, wobei der Begriff häufig synonym verwendet wird. Der Unterschied zwischen den Begriffen liegt darin, dass die Compliance nur die „Therapietreue" der/des Patient*in/→ Klient*in im Blick hat, während die Adhärenz auch die Zustimmung der/des Patient*in bzw. die Aushandlung zwischen Patient*innen und Behandelnden betont.*
Adherence, die ⊙	→ Adhärenz
Adoleszenz, die ⊙	„Junges" Erwachsenenalter, Zeitraum, der der Pubertät folgt (bzw. sie auch noch einschließt) Gängig ist folgende Unterscheidung nach Steinberg: frühe Adoleszenz (11.–14. Lebensjahr) mittlere Adoleszenz (15.–17. Lebensjahr) späte Adoleszenz (18.–21. Lebensjahr) *Siehe auch:* *→ Lebensphasen nach Erik Erikson* *→ Adoleszenz-Maximum-Hypothese*
Adoleszenz-Maximum-Hypothese, die ⊙	Teil einer → Alternstheorie Annahme, dass der Höhepunkt der → kognitiven/„geistigen" Leistungsfähigkeit um das zwanzigste Lebensjahr erreicht wird und sie danach kontinuierlich abnimmt. Die Adoleszenz-Maximum-Hypothese steht in Zusammenhang mit dem → Defizitmodell des Alterns. Beides wurde schon zum Zeitpunkt seiner Entstehung (Ende des 19. – Mitte des 20. Jahrhunderts) angezweifelt und gilt heute als überholt. Adoleszenz-Maximum-Hypothese und Defizitmodell beruhen auf Testungen und Schlussfolgerungen, die wesentliche Aspekte nicht berück-

Adoleszenz-Maximum-Hypothese, die	sichtigten (so zum Beispiel, dass ältere Menschen die Testaufgaben nicht lösen konnten, da sie darin nicht so geübt waren wie jüngere – was aber nichts über die geistige Leistungsfähigkeit aussagt). *Siehe auch:* *→ Adoleszenz* *→ Defizitmodell*
Affekt, der	Gefühlsregungen (wie Ärger, Freude etc.), die häufig von körperlichen Empfindungen begleitet werden und so stark sein können, dass sie „rationales", also „vernünftiges" Denken und Handeln verunmöglichen *Die Affektivität bzw. die Affekte können in Zusammenhang mit unterschiedlichen Erkrankungen (→ Depression, → Demenz) verändert sein.* *Siehe auch:* *→ Affektverflachung*
Affekt-inkontinenz, die	Das Unvermögen, → Affekte zu beherrschen (z. B. weinen oder lachen), wobei die Affekte innerhalb von Sekunden wechseln können und nicht unbedingt so empfunden werden müssen, wie sie sich zeigen *Die Affektinkontinenz tritt oft in Zusammenhang mit Erkrankungen (z. B. Schlaganfall oder → Demenz) auf* *Siehe auch:* *→ Affektlabilität*
Affektive Störung, die	Überbegriff für Erkrankungen, bei denen die Stimmungslage verändert ist, und zwar in Richtung einer → Manie oder → Depression *Siehe auch:* *→ Altersdepression*
Affektlabilität, die	Starke Schwankungsbreite von → Affekten, kann Krankheitswert haben, muss aber nicht *Affektlabilität kann auf Erkrankungen hindeuten, allerdings auch Teil bestimmter Lebensphasen oder -situationen ohne Krankheitswert sein (z. B. Teil der kindlichen Entwicklung).* *Siehe auch:* *→ Affektinkontinenz*
Affekt-verflachung, die	Anders als bei der → Affektlabilität sind hier die → Affekte abgeflacht, werden also weniger stark empfunden. *Affektverflachung kann Teil eines → Rückzugsverhaltens sein oder ebenfalls im Zusammenhang mit Erkrankungen stehen.*

Affizierbarkeit, die	Affizierbarkeit bedeutet, dass jemandes Affekt angeregt werden kann, Auffälligkeiten sind hier z. B. (unangemessen) starke oder aber mangelnde Affizierbarkeit. *Siehe auch:* *→ Affekt*
Aggression, die	Aggression liegt vor, wenn jemand die Absicht hat, einen anderen zu schädigen (vgl. dazu Kemper 2000, S. 162). Es ist wichtig, folgende Begriffe zu trennen: → Aggression, → Gewalt und → Herausforderndes Verhalten. *Siehe auch:* *→ Gewalt* *→ Herausforderndes Verhalten*
Aggressives Verhalten, das	Verhalten, das sich gegen andere richtet und schädigen soll *Aggressives Verhalten muss aufgrund seiner Vielfalt in der Dokumentation immer beschrieben werden (welche Handlung wird durchgeführt) und kann Teil unterschiedlicher Erkrankungen sein, die mit geänderter Wahrnehmung und geändertem Verhalten einhergehen (z. B. → Demenz).* *Siehe auch:* *→ Gewalt*
Agitation, die	→ Agitiertheit
Agitierte Depression, die	Die agitierte Depression ist eine Form der → Depression, bei der die Betroffenen nicht (wie sonst typisch) im Antrieb beeinträchtigt, sondern im Gegenteil agitiert sind. → Agitiertheit tritt auch in Zusammenhang mit → Demenz auf. *Siehe auch:* *→ Depression* *→ Altersdepression*
Agitiertheit, die	Krankhaft gesteigerte Unruhe, die sich oft in stark erhöhter, motorischer Aktivität zeigt; die Betroffenen wirken rast- und ruhelos, ohne dabei aber etwas Produktives zu tun *Siehe auch:* *→ Apathie* *→ Lethargie* *→ Manie*

Agnosie, die	Hier: Demenzsymptom, Störung des Erkennens und Zuordnens von Gegenständen, wobei keine Einschränkung der sensorischen Funktionen (sehen, tasten etc.) vorliegt. Betroffene wissen also zum Beispiel nicht mehr, worum es sich bei einem Gegenstand handelt, spüren ihn aber bei Berührung und sehen ihn vor sich. So „frisiert" sich jemand zum Beispiel mit einer Banane die Haare. *Siehe auch:* *→ Demenzsymptome* *→ Aphasie* *→ Apraxie*
Akkommodation, die	1. Fähigkeit des Auges, Gegenstände in der Nähe durch entsprechende Einstellung scharf abzubilden. Voraussetzung für die Akkommodation ist die Elastizität der Augenlinse. Deren Elastizität nimmt, ebenso wie die Akkommodationsfähigkeit, mit zunehmendem Lebensalter ab. 2. Begriff aus der Theorie der → Assimilation und → Akkommodation, meint hier: wenn bestimmte Ziele aufgrund von altersbedingten Einschränkungen nicht mehr erreicht werden können und auch die Anpassung der Strategien (→ Assimilation) nicht erfolgreich ist, werden die Ziele verändert bzw. auch aufgegeben, eventuell abgewertet (man „braucht" oder „will" etwas gar nicht mehr). *Die eingeschränkte Fähigkeit zur Akkommodation (1.) führt zur → Alterssichtigkeit* *Siehe auch:* *→ Presbyopie* *→ Assimilation* *→ Assimilation und Akkommodation, Modell*
Aktivierende Pflege, die	Pflegeform, die Wert auf die Anregung von Sinnen und auf Eigenaktivität legt, sie wird (zum Beispiel bei Erwin → Böhm) gerne als Gegenentwurf zur → Kompensierenden Pflege gesehen. *Wesentlich bei der aktivierenden Pflege ist, dass die → Adaptionszeit des Menschen berücksichtig wird und dass die Pflegenden nicht Handlungen für den/die Betroffenen übernehmen, ohne ihn/sie einzubeziehen.* *Siehe auch:* *→ Kompensierende Pflege*

Aktivierung, die	Meint in der geriatrisch-gerontologischen Pflege und Betreuung das Bemühen, die Sinne von Menschen anzuregen und/oder den älteren Menschen zu Bewegung bzw. Tätigkeit anzuhalten *Siehe auch:* *→ Aktivierung im Psychobiografischen Pflegemodell nach Böhm* *→ Aktivierung, sensorische* *→ Reaktivierung*
Aktivierung im Psychobiografischen Pflegemodell nach Böhm, die	Erwin Böhm unterscheidet zwischen → Aktivierung, die sich grundsätzlich an Menschen richtet, die → kognitiv erreichbar sind, und → Reaktivierung, die sich an Menschen richtet, die kognitive Einschränkungen haben können (zum Beispiel bei Demenz) und deshalb auf anderen Wegen erreicht werden müssen. Beide Formen der Aktivierung benötigen das Setzen von → Pflegeimpulsen. Es handelt sich dabei um Anregungen, die auf die Bedürfnisse und Fähigkeiten der Klient*innen zugeschnitten sind. Ein typischer Pflegeimpuls für eine tierliebe Klientin wäre, sie für ein Tier sorgen zu lassen oder sie damit zu konfrontieren. Bei der Aktivierung würde es (anders als bei der → Reaktivierung) oft genügen, mit Worten ein Angebot zu machen. *Siehe auch:* *→ Psychobiografisches Pflegemodell* *→ Böhm* *→ Reaktivierung* *→ Pflegeimpuls* *→ Noopsyche*
Aktivierung, sensorische, die	Methode, um die Sinne demenziell erkrankter bzw. älterer und hochaltriger Menschen anzusprechen. Meist werden dabei spielerisch Gerüche, Lieder und Gegenstände, die zur Berührung einladen, oder Ähnliches eingesetzt. Lore Wehner (Wehner 2017) entwickelte dazu ein Konzept, das in unterschiedlicher Form (kurze Aktivierungen, Lebensraumgestaltung etc.) umgesetzt werden kann. *Siehe auch:* *→ Basale Stimulation*

Aktivitäts-orientierte Biografiearbeit, die	Form der Biografiearbeit, aus der Aktivitäten abgeleitet werden (z. B. Kochen, Beschäftigung mit Tieren etc.), so können Aktivitäten in den Alltag einbezogen werden, die Bezug zur Biografie haben; rein → Gesprächsorientierte Biografiearbeit hat dieses Anliegen nicht unbedingt (Griese et al. 2007, S. 16) *Siehe auch:* *→ Gesprächsorientierte Biografiearbeit*
Aktivitäts-theorie, die	Eine von mehreren → Alternstheorien Sie geht davon aus, dass Aktivität wesentlich für ein zufriedenes Altern ist. Demnach gilt: wer sozial aktiv ist, viele Rollen und Funktionen innehat, altert in gelungener Weise. Es gilt daher, die Gewohnheiten so weit wie möglich aufrechtzuerhalten und (mit Ende der Erwerbstätigkeit) die berufliche Tätigkeit durch anderes zu ersetzen. Der „Gegenentwurf" zur Aktivitätstheorie ist die Disengagement-Theorie. Wie auch andere → Alternstheorien ist die Aktivitätstheorie nicht auf alle Lebenslagen anwendbar, auch ist Lebenszufriedenheit individuell. Das → Psychobiografische Pflegemodell nach Erwin → Böhm ist stark an der Aktivitätstheorie orientiert, ebenso aber an der → Kontinuitätstheorie. *Siehe auch:* *→ Alternstheorien*
Akutgeriatrie, die	Versorgungsform für → Geriatrische Patient*innen durch geriatrisch qualifizierte Behandelnde. In der Regel handelt es ich dabei um eigene Stationen. Auf Akutgeriatrien wird in der Regel in mehreren, medizinischen Disziplinen versorgt; siehe auch → Remobilisation (AG/R). Wie im österreichischen Strukturplan festgelegt: In der AG/R (Akutgeriatrie und Remobilisation) geht es darum, die akute Erkrankung zu behandeln, in der Remobilisation wird versucht, die Fähigkeit zu weitgehend selbstständiger Lebensführung wiederherzustellen und Lebensqualität aufrechtzuerhalten bzw. zu steigern. *Siehe auch:* *→ Geriatrie* *→ Remobilisation* *→ Rehabilitation*

Akzeptieren, bedingungsfreies, das	Dem Menschen zugewandte Haltung, die nichts einfordert und die den Menschen, unabhängig davon, was er sagt oder zeigt (jetzt oder in der Vergangenheit) wertschätzt und achtet und ihm mit Wohlwollen entgegentritt. *Das bedingungsfreie Akzeptieren geht auf Carl Rogers und seine Prinzipien der klientenzentrierten Gesprächsführung zurück; sie wurden von Pflege und Betreuung durchgängig aufgenommen.* *Siehe auch:* *→ Kommunikationsformen*
Alltagsfähigkeit, die	Einzelne Fähigkeiten, die zur (selbstständigen) Alltagsbewältigung erforderlich sind. Typischerweise sind sie bei → Demenziellen Erkrankungen zunehmend eingeschränkt und können getestet und evaluiert werden. *Ein typisches Instrument zur Erfassung von Alltagsfähigkeiten bei an → Demenz vom → Alzheimer-Typ Erkrankten ist → ADCS-ADL.* *Siehe auch:* *→ Assessment, geriatrisches* *→ Basis-Assessment, geriatrisches*
Alltagsgedächtnis, das	Modellhafte Vorstellung eines Gedächtnisanteils, in dem jene Tätigkeiten „abgespeichert" sind, die jemand ein Leben lang täglich ausgeübt hat. Ein Teil des Gedächtnisses, der das enthält, was ein Leben lang täglich getan wurde, wird auch zum → Tertiärgedächtnis gezählt. Typische „Inhalte" können Haushaltstätigkeiten sein, ebenso Tätigkeiten, die zur Bewältigung des Alltags erforderlich sind (z. B. Kartoffeln schälen, Schuhe zubinden, in Zukunft könnte es auch die Bedienung von Mobilgeräten wie Handys umfassen). Der Versuch, im Rahmen von Pflege und Betreuung das Alltagsgedächtnis anzusprechen, stellt auch den Versuch des Erhalts bzw. der Wiederherstellung von → Alltagsfähigkeiten dar. *Siehe auch:* *→ Gedächtnisspeicher-Modelle* *→ Kristalline Intelligenz*

Alltags-normalität, die	All das, was für jemanden Teil der täglichen Lebensnormalität war. Je nach Generation, Milieu, Umgebung und Lebenssituation handelt es sich um unterschiedliche Tätigkeiten und auch Werte. Im → Psychobiografischen Modell nach Erwin Böhm wird versucht, möglichst viel → Alltagsnormalität herzustellen. Gerade bei Menschen mit → Demenzieller Erkrankung dient das auch der Orientierung. *Siehe auch:* *→ Re-Aktivierung* *→ Normalitätsprinzip* *→ Lebensweltorientierung*
Alltags-strukturierung, die	Versuch, im Rahmen von Pflege und Betreuung Räume (z. B. einzelne Zimmer und Abläufe) so zu kennzeichnen, dass sich auch in der Orientiertheit eingeschränkte Menschen so gut als möglich zurechtfinden können. Teil dieser Alltagsstrukturierung kann das → R.O.T. (besonders das 24-Stunden-R.O.T.) sein. Auch → Rituale spielen dabei eine Rolle. *Siehe auch:* *→ Re-Aktivierung* *→ Alltagsgedächtnis* *→ Lesbarkeit* *→ Externale Strategien*
Altenarbeit, die (auch: Fachsozialbetreuung Altenarbeit)	Spezialisierung der Fachsozialbetreuung, die sich mit der Pflege und Betreuung älterer Menschen beschäftigt. In Österreich ist die Ausbildung zweijährig und beinhaltet die Ausbildung zum/zur Pflegeassistent*in. *Wenn der Begriff auch geläufig ist, ist es zeitgemäß, von „älteren“ Menschen zu sprechen. Es gibt nicht den „alten“ Menschen, sondern es gibt Lebenssituationen, die sich mit zunehmendem Lebensalter ändern können.*
Alten-WG, die	Ausdruck für eine fallweise propagierte Wohnform, die auch auf gegenseitige Unterstützung zielen kann und einen Gegenentwurf zum Wohnen und Leben in Pflegeeinrichtungen bieten soll *Siehe auch:* *→ Generationenwohnen*

Alter, Altern, das ⊙	Es gibt unterschiedliche Arten, das Alter bzw. Altern zu betrachten: Nach → Altersabschnitten (junges, mittleres und hohes Alter) Nach → Alternsform (biografisches, biologisches, soziales bzw. primäres und sekundäres Altern) Nach → Abhängigkeitsgrad bzw. Grad der Einschränkung (→ Go-Gos, → Slow-Gos, → No-Gos bzw. → Drittes und → Viertes Alter/Lebensalter) *Siehe auch:* *→ Altersformen* *→ Altersabschnitte* *→ Abhängigkeitsgrad* *→ Drittes Lebensalter* *→ Viertes Lebensalter* *→ Altern, primäres und sekundäres*
Altern, primäres und sekundäres, das ⊙	Primäres Altern = „normales" Altern, körperliche Veränderungen und Veränderungsprozesse, die jeden betreffen (früher oder später) Sekundäres Altern = „pathologisches" Altern, hat mit Erkrankungen und/oder Schädigungen zu tun *Siehe auch:* *→ Drittes Lebensalter* *→ Viertes Lebensalter*
Alternsformen, die ⊙	→ Altersformen
Alternstheorien, die (auch: Psychosoziale Alternstheorien) ⊙	Überlegungen, die Psychologie und Soziologie als Bezugswissenschaften haben und sich mit der Frage beschäftigen, wie Altern sich vollzieht und wie es in Zufriedenheit erlebt werden kann. Unter dem Sammelbegriff „Alternstheorien" finden sich auch Thesen, Modelle und Konzepte. *Siehe auch:* *→ Defizitmodell des Alterns* *→ Disengagementtheorie* *→ Aktivitätstheorie* *→ Kontinuitätsthese* *→ Kompetenzmodell* *→ Qualitatives Verlaufsmodell* *→ Biografisch orientierter Ansatz mit → Lebenslagenkonzept und → Biografiearbeit*

Altersab-schnitte, die	Alter wird mitunter auch wie folgt eingeteilt: young old, old und very old, also etwa „junge Alte“, „mittlere Alte“ und „alte Alte“ (auch: hohes bzw. sehr hohes Alter). Die Grenzen sind dabei unterschiedlich und verschieben sich zunehmend nach oben, weil die Lebenserwartung steigt. Randwerte dieser Altersabschnitte sind: – „junge Alte“ ab ca. 60–65 Lebensjahren – „alte Alte“ ab ungefähr dem 80. Lebensjahr Allerdings ersetzt das Wort „Ältere“ zunehmend das Wort „Alte“ *Siehe auch:* *→ Altersformen* *→ Abhängigkeitsgrad*
Altersbedingt	Bezeichnet Erkrankungen und Zustandsbilder, die durch höheres Lebensalter bedingt sein können *Siehe auch:* *→ Alterserkrankungen*
Alters-depression, die	Depression, die im höheren Lebensalter (in der Regel gilt: nach dem 60.–65. Lebensjahr) auftritt. Üblich ist auch die Bezeichnung LLD („late life depression“). Typisch für die Erkrankung ist, dass sie nicht immer erkannt wird, weil viele der Symptome dem Prozess des Alterns zugeschrieben werden (Rückzug, Antriebslosigkeit, traurige Verstimmung). Auch war es nicht zu allen Zeiten so üblich wie heute, über Gefühle zu sprechen bzw. deshalb zum/zur Ärzt*in zu gehen. Im Umfeld der Altersdepression werden oft körperliche Beschwerden angegeben, was man als Somatisierungstendenz bezeichnet. Die Entstehung einer Depression im höheren Lebensalter wird durch mehrere Faktoren begünstigt: Belastende Lebensereignisse spielen eine Rolle, ebenso unterschiedliche Verluste, wie sie mit höherem Lebensalter einhergehen können; weiters ist Angst vor Pflegeabhängigkeit oder Isolation im Alter möglich. *Es kann auch zwischen Erstmanifestation im höheren Alter und wiederholtem (rezidivierendem) Auftreten unterschieden werden. Manifestiert sich die Depression im höheren Alter zum ersten Mal, spricht man von der LOD („late onset depression“), wenn sie schon früher vorliegt und auch im höheren Lebensalter immer wieder auftritt, von der EOD („early onset depression“) (Dafsari et al. 2019, S. 135).*

Altersdiabetes, der (auch: „Alters-zucker“, der)	→ Diabetes Mellitus Typ 2
Alterserkrankungen, die	Krankheiten, die im höheren Lebensalter häufig auftreten Oft liegen auch mehrere Krankheiten zugleich vor, was man als → Multimorbidität oder → Polymorbidität bezeichnet. Grundsätzlich ist das Altern nicht mit Krankheit gleichzusetzen, allerdings können chronische Erkrankungen bzw. auch Erkrankungen, die mit alternsbedingter Degeneration (hier: Abnutzung; → Degenerative Veränderung) zu tun haben, auftreten. Dazu kommt, dass die Lebensphase des Alters oft mit Einschränkungen und Verlusten einhergeht. *Beispiele für typische Alterskrankheiten sind die → Altersdepression, der sogenannte → „Altersdiabetes“, die → Alterssichtigkeit oder die → Altersschwerhörigkeit.* *Grundsätzlich sind auch → demenzielle Erkrankungen typische Erkrankungen des Alters.* *Siehe auch:* *→ Alterssyndrome* *→ Alternstheorien*
Altersflecken, die	Umgangssprachliche Bezeichnung für unterschiedlich geformte Hyperpigmentierung (verstärkte Färbung; es entsteht ein „Fleck“) der Haut, die im Lauf des Lebens durch Sonneneinstrahlung entstehen kann und etwa ab dem 40. Lebensjahr auftritt *Die fachsprachliche Bezeichnung lautet Lentigo senilis (Singular), Lentigines seniles (Plural).*
Altersformen, die	Meint, dass es unterschiedliche Arten gibt, das Alter/n zu begreifen und dass das Geburtsdatum allein bei älteren Menschen besonders wenig aussagt (so kann ein/e 80-Jährige*r völlig unabhängig und aktiv leben oder aber unterschiedliche Formen der Unterstützung benötigen). Gängig ist die Unterscheidung in → Kalendarisches (biografisches) Alter, → Biologisches Alter und → Soziales Alter *Siehe auch:* *→ Altersabschnitte* *→ Abhängigkeitsgrad*

Alterskrank-heiten, die	→ Alterserkrankungen
Altersschwer-hörigkeit, die	→ Presbyakusis
Altersseele, die (meint: Wiederbe-lebung der Altersseele)	Im → Psychobiografischen Pflegemodell wird von der „Wiederbelebung“ der Altersseele gesprochen: es muss demnach ein Motiv in der Lebensgeschichte des älteren Menschen gefunden werden, das dann durch → Pflegeimpulse so angesprochen wird, dass der Mensch wieder Lust am Leben in all seinen Dimensionen bekommt. Diese Denkart spiegelt sich auch im Namen des Psycho*biografischen* Pflegemodells. Die „Wiederbelebung“ der Altersseele ist als Gegenentwurf zur → Warm-Satt-Sauber-Pflege zu verstehen. Passend dazu auch Böhms Aussage, dass erst die Seele bewegt werden muss, bevor jemand seine Beine bewegt. *Siehe auch:* *→ Aktivierung* *→ Reaktivierung* *→ Biografiearbeit*
Alterssichtig-keit, die	→ Presbyopie
Altersstereo-typ, das Altersstereo-type, die	Gleichartige Zuschreibung (= Stereotyp), die sich auf das Alter bezieht. Sie kann „positiv“ (der „gütige“, „dankbare“ etc. „alte Mensch“) oder „negativ“ (der „verschrobene“, „sture“ etc. „alte Mensch“) sein. *Stereotype sind für Pflege und Betreuung grundsätzlich schlecht, weil sie dazu führen können, dass jemandes Fähigkeiten falsch eingeschätzt werden bzw. dass die Interaktion nicht angepasst sondern ebenfalls stereotyp erfolgt.* *Siehe auch:* *→ Alternstheorien* *→ Sozialer Abstieg, Stufen*

Alterssyndrome, die (auch: Geriatric Is; Geriatrische Is – da die Syndrome mit dem Buchstaben „I" beginnen)	Gruppen von Symptomen (Symptomkomplexe) bzw. auch Funktionsstörungen, die im höheren Alter auftreten können Es ist möglich, dass mehrere Ursachen zugrunde liegen. Oft beeinflussen die einzelnen Symptome einander ungünstig. Typische Alterssyndrome (nach Kommerell 2014, S. 147) sind: – Immobilität – Impairment [= Einschränkungen der Wahrnehmungsorgane, z. B. → Presbyakusis („Altersschwerhörigkeit"), → Presbyopie („Alterssichtigkeit")] – Inappetenz – Inkontinenz – Intellektueller Abbau [Achtung: in Zusammenhang mit (demenziellen) Erkrankungen, ansonsten gilt, dass intellektueller Abbau nicht grundsätzlich mit dem Altern einhergeht!] – Isolation *Wichtig: es handelt sich um Möglichkeiten bzw. um mit zunehmendem Alter und/oder in Zusammenhang mit Erkrankungen häufiger auftretende Erscheinungen.* *Es wäre aber grundfalsch, davon auszugehen, dass z. B. intellektueller Abbau das Altern grundsätzlich begleitet; dies wäre ein Denken im überholten → Defizitmodell.* *Siehe auch:* *→ Impairment* *→ Inkontinenz* *→ Abbau, intellektueller* *→ Orientiertheit* *→ Eingeschränkte Orientiertheit*
Altgedächtnis, das	Andere Bezeichnung für → Tertiärgedächtnis bzw. auch → Langzeitgedächtnis, siehe aber → Gedächtnisspeicher-Modell
Alzheimer-Demenz, die (auch: Morbus Alzheimer, DAT)	Die häufigste Form der Demenz. Sie zeigt schleichenden Beginn, Gedächtnisstörungen sind meist das erste Symptom. Der Verlauf ist langsam, mit stetiger Verschlechterung der → kognitiven Leistungsfähigkeit, wobei mit dem Fortschreiten der Krankheit Beeinträchtigungen in weiteren kognitiven Bereichen (z. B. Aufmerksamkeit, Sprache, soziale Wahrnehmung und Urteilsvermögen, psychomotorische Geschwindigkeit, visuell-perzeptive oder visuell-räumliche Fähigkeiten) auftreten. Die Erkrankung kann in den Anfangsstadien mit depressiver Stimmung

Alzheimer-Demenz, die (auch: Morbus Alzheimer, DAT)	und → Apathie einhergehen und in späteren Stadien von psychotischen Symptomen, Reizbarkeit, Aggressivität (→ Aggression), → Verwirrtheit, Gang- und Mobilitätsstörungen (→ Mobilität) sowie Krampfanfällen begleitet werden. Die Erkrankung kann frühen oder späten Beginn haben. *Die Begriffe „Demenz" und „Alzheimer" werden umgangssprachlich oft synonym, also gleichbedeutend verwendet, was aber falsch ist; es gibt unterschiedliche, demenzielle Erkrankungen.* *Namensgebend ist der deutsche Psychiater Alois Alzheimer, der die Erkrankung als Erster beschrieb.* *Siehe auch:* *→ Alzheimer-Demenz, früher Beginn* *→ Alzheimer-Demenz, später Beginn* *→ Demenz*
Alzheimer-Demenz, früher Beginn	→ Alzheimer-Demenz mit Auftreten der Symptome vor dem 65. Lebensjahr. Diese Form ist relativ selten und kann genetisch bedingt sein (autosomal-dominante Alzheimer-Krankheit). Das klinische Bild kann ähnlich sein wie bei Fällen mit späterem Beginn, allerdings können die kognitiven Defizite schneller fortschreiten. *Siehe auch:* *→ Alzheimer-Demenz, später Beginn* *→ Demenz*
Alzheimer-Demenz, später Beginn	→ Alzheimer-Demenz, die im Alter von 65 Jahren oder darüber auftritt (die häufigere Form, während die → Alzheimer-Demenz mit frühem Beginn selten auftritt) *Siehe auch:* *→ Alzheimer-Demenz, früher Beginn* *→ Demenz*
AMD	→ Makuladegeneration, altersbedingte
Analoge Kommunikation, die	Jede Form der Kommunikation, die nicht aus sprachlichen Zeichen (d. h. gesprochenen oder geschriebenen Wörtern) besteht (also: „alles andere"). Somit sind neben Mimik oder Gestik auch Satzmelodie, Klangfarbe, Stimmlage oder Wortbetonung gemeint, ebenso Berührungen.

	Der Begriff wird von Paul Watzlawick verwendet; analoge Kommunikation hat in der GPB große Bedeutung, weil sie auch dann gelingen kann, wenn Worte nicht (mehr) verstanden werden. *Der analoge Kommunikationsanteil gibt über die Beziehung Aufschluss. Analoge Kommunikation ist immer wichtig, in der Pflege aber besonders, weil sie dort ansetzt, wo Worte nicht mehr verstanden werden. Das ist häufig bei demenzbetroffenen Menschen der Fall.* *Siehe auch:* *→ Digitale Kommunikation* *→ Kommunikationsformen*
Angehörigen-arbeit, die	Angehörigenarbeit hat in der Pflege und Betreuung unterschiedliche Bedeutungen. Einerseits sind Angehörige oft eine wertvolle → Ressource für ältere Menschen. Andererseits spielt die Arbeit mit der Lebensgeschichte (→ Biografie) von Menschen in der geriatrischen Pflege und Betreuung eine große Rolle. Hier können Angehörige sehr unterstützend wirken – umgekehrt aber auch selbst Beratung und Unterstützung von Pflegenden benötigen. *Siehe auch:* *→ Zugehörige*
Anorexie, die	Wörtlich: Appetitlosigkeit; gelegentlich wird der Begriff auch in der gerontologischen Pflege und Betreuung verwendet (ansonsten wird „Anorexie" eher mit „Anorexia nervosa", also „Magersucht" in Verbindung gebracht). Geläufiger ist der Begriff Inappetenz, die in der GPB ein häufiges Problem ist; die Gründe dafür sind vielfältig. Um „einfache" Gründe (das Essen ist ungewohnt oder unbekannt) auszuschalten, kann eine → Essbiografie erhoben werden. *Siehe auch:* *→ Essbiografie* *→ Mangelernährung*

Ansprechen bevorzugter Sinnesorgane, das	Element der → Validation Besonders in der Kommunikation mit desorientierten Menschen kann man versuchen, die Sinnesorgane anzusprechen, die sie selbst häufig zur Kommunikation benutzen bzw. derer sie sich sichtbar gern bedienen (hören, sehen, spüren, riechen). Dann würde man neben der sprachlichen Kommunikation z. B. auch Düfte, Berührungen oder Lieder einsetzen. *Siehe auch:* *→ Fragetechnik* *→ Validation*
Antrieb, der	In Erwin → Böhms Modell ist mit dem Antrieb das gemeint, was einen Menschen zum Aufstehen und zur Aktivität bringt, weil es ihm/ihr wichtig ist und/oder Spaß macht (was das ist, wird in der Regel durch Erhebung und → Interpretation der → Biografie ermittelt). *Der Begriff wird im → Psychobiografischen Pflegemodell nach Erwin → Böhm oft verwendet. Es wird durch → Biografiearbeit versucht, herauszufinden, was jemandem ein Antrieb ist; Böhm spricht auch vom → „Lebenstrieb".* *Siehe auch:* *→ Antriebslosigkeit, die*
Antriebslosigkeit, die	Hier: Element des → Psychobiografischen Pflegemodells; Zustand, in dem jemand kaum oder gar nicht am Leben in seiner Umwelt teilnimmt, und kaum Interesse an Aktivitäten zeigt (in Abgrenzung dazu kann Antriebslosigkeit auch mit → Depression bzw. → Altersdepression assoziiert sein, sodass jemand kaum mehr affizierbar ist, siehe → Affizierbarkeit). *Der Begriff spielt im → Psychobiografischen Pflegemodell nach Erwin → Böhm eine große Rolle, es wird durch → Biografiearbeit versucht, herauszufinden, was jemandem ein Antrieb ist; Böhm spricht auch vom → „Lebenstrieb"* *Siehe auch:* *→ Antrieb* *→ Psychobiografisches Pflegemodell* *→ Lebenstrieb* *→ Pflegeimpuls*
Apathie, die	Teilnahmslosigkeit, Gleichgültigkeit, Emotionen bzw. → Affekte sind kaum oder nicht vorhanden *Siehe auch:* *→ Lethargie*

Aphasie, die (auch: Sprachstörung, die)	Sprachstörung, die zu völligem oder teilweisem Sprachverlust führt, Ursache dafür ist eine Störung des Sprachzentrums; Demenzsymptom. Betroffene haben entweder Schwierigkeiten, die passenden Worte zu finden, sprechen im Telegrammstil, im „Kauderwelsch" oder es liegt völliger Sprachverlust (globale Aphasie) vor. *Siehe auch:* *→ Demenzsymptome* *→ Dysarthrie (Sprechstörung)* *→ Apraxie* *→ Agnosie* *→ Progrediente, nicht flüssige Aphasie*
Apraxie, die	Störung der Steuerungsfähigkeit von Bewegungen; Demenzsymptom *Siehe auch:* *→ Demenzsymptome* *→ Aphasie* *→ Agnosie*
Aromapflege, die	Professioneller Einsatz von Ölen bzw. Pflanzenwässern in der Pflege. *Aromapflege hat in der Pflege Demenzbetroffener besondere Bedeutung, da Gerüche sich auch ohne Worte transportieren, beispielsweise können sie eingesetzt werden, um ein → Daheimgefühl zu erzeugen. Besonders → Lavendelduft kommt dabei oft zur Anwendung, da er früher oft zur Mottenbekämpfung eingesetzt wurde und daher an frische Wäsche erinnert.* *Siehe auch:* *→ Reaktivierung* *→ Tertiärgedächtnis*
Arthrose, die	Gelenkserkrankung (→ Degenerative Veränderung), die mit Funktionseinschränkungen einhergeht *Arthrose kommt auch bei jüngeren Menschen vor, sehr häufig sind aber Ältere betroffen, da es sich um eine degenerative Erkrankung handelt.*
Aspiration, die	1. Eindringen von Fremdkörpern in die Atemwege 2. Ansaugen Um 1. zu vermeiden, wird die → Aspirationsprophylaxe durchgeführt *Ältere Menschen sind aufgrund von Erkrankungen (→ Insult, → Demenz) oft aspirationsgefährdet*

Aspirationspro-phylaxe, die	Maßnahmen, die einer → Aspiration vorbeugen *Siehe auch:* *→ Aspiration, die*
Assessment, das	Verfahren zur Einschätzung und Beurteilung *Siehe auch:* *→ Assessment, geriatrisches* *→ Basisassessment, geriatrisches*
Assessment, geriatrisches, das	Verfahren zur Erfassung der (Pflege-)Probleme aber auch der Ressourcen älterer Menschen. Erfolgt anhand unterschiedlicher Assessment-Instrumente. Es werden unterschiedliche Bereiche (Dimensionen, Domänen, Kategorien oder ähnliches) erfasst bzw. evaluiert. Beim → Basisassessment sollen unterschiedliche Formen der Einschränkungen genau bestimmt werden (geriatrisches Basis-Assessment). Es können physische (= körperliche), psychische (= seelische) oder soziale Probleme/Mängel oder Ressourcen erfasst werden, ebenso aber z. B die Wohnfähigkeit (siehe auch → Wohnbegleitung). Neben der Unterscheidung in unterschiedliche Bereiche soll ein geriatrisches Assessment grundsätzlich funktionelle, kognitive, emotionale und soziale Probleme zeigen, ebenso Probleme der Sinneswahrnehmung und der Lebensweise (Frohnhofen 2021). Screening bietet eine erste Einschätzung hinsichtlich eines Risikos oder dem Vorhandensein eines Problems, es hat geringe Tiefe und kann zum vertieften Assessment führen, die Begriffe werden allerdings nicht immer klar voneinander abgegrenzt. Assessments dienen der differenzierten Einschätzung und Beurteilung, es wird auch in Basisassessment (Grundeinschätzung) und Fokusassessment (vertiefte Einschätzung mit einem bestimmten Schwerpunkt) unterschieden. Assessments sind die Grundlage gezielter Intervention. Anmerkung: die Unterscheidung in Assessment und Basis-Assessment ist nicht eindeutig, da die einzelnen Instrumente hier unterschiedlich zugeordnet werden können. *Typische Beispiele für die Bereiche eines geriatrischen Assessments – die auch Teile eines Basis-Assessments sein können – sind:* – *Globale Checks und Screenings* *→ PAS (Pflegeabhängigkeit)*

	→ *ISAR (Einschätzung der Gefährdung Älterer bei Aufnahme ins Krankenhaus* → *Lachs, Screening nach (Screening nach Lachs)* → *RAI (Einschätzung des Pflegebedarfs in der stationären Versorgung)* → *Aktivitäten des täglichen Lebens, Fähigkeiten zur Selbsthilfe (inklusive Mobilität und Sturzrisiko)* → *Barthel-Index (Alltagsfähigkeiten)* → *IADL (Alltagsfähigkeiten)* → *ADCS/ADL (Alltagsfähigkeiten bei Alzheimer-Betroffenen)* → *M.O.R.S.E-Fallscale (Sturzrisiko)* → *Time-up-and-go-Test (Mobilität)* → *Tinetti-Test (Mobilität)* → *Mini-Nutritional-Assessment (Ernährung)* → *Dysphagie-Test nach Daniels (Schluckstörung)* → *Vorlagentest (Inkontinenz)* → *MMST (Kognition)* → *Uhrentest (Kognition)* → *Reisberg-Skala (Kognition)* – *Stimmungslage, Emotion:* → *CMAI (Einschätzung des herausfordernden bzw. → agitierten Verhaltens* → *GDS (Depression)* → *H.I.L.D.E. (Lebensqualität Demenzbetroffener)* – *Schmerz* → *BESD (Schmerz)* → *BISAD (Schmerz)* → *ECPA (Schmerz)* → *ZOPA (Schmerz)*
Assimilation und Akkommodation, Modell ⊙	Diesem Modell (es geht auf J. Brandstädter zurück) zufolge wählen Menschen zur Zielerreichung trotz alternsbedingter Einschränkungen entweder den Weg der → Assimilation (die Ziele werden auf unterschiedlichen Wegen und mit unterschiedlichen Hilfen verfolgt) oder den Weg der → Akkommodation (die Ziele werden quasi dem, was möglich ist, angepasst, teilweise auch abgewertet und als „nicht mehr nötig" dargestellt), wobei die Akkommodation häufiger scheint (Martin et al. 2008, S. 77f). *Siehe auch:* *→ Assimilation* *→ Akkommodation*

Assimilation, die ⊙	In der Soziologie steht der Begriff für die Anpassung einer Gruppe an eine andere (und zwar in der Regel auf die Kultur bezogen), wobei eigene Werte aufgegeben werden können. In Zusammenhang mit der → Gerontologie bedeutet Assimilation, dass Strategien zur Erreichung bestimmter Ziele oder Interessen geändert werden. Beispielsweise werden Merkhilfen eingesetzt, die Wohnumgebung verändert oder es kommen Elemente des → SOK zum Einsatz. *Ein Beispiel für eine solche Assimilation ist: jemand möchte möglichst selbstständig und unabhängig leben und passt die Wohnumgebung entsprechend an (z. B. wird sie barrierefrei gestaltet).* *Siehe auch:* *→ Akkommodation (2. Bedeutung) bzw.* *→ Assimilation und Akkommodation, Modell*
Assoziationssignal, das (meint: Setzen von Assoziationssignalen)	Assoziationssignale sollen im Rahmen von → Biografiearbeit oder → Gedächtnistraining Erinnerungen wecken. Wo Worte nicht mehr verständlich sind, funktioniert das gut über die Gefühlsebene (→ Thymopsyche), wobei die Sinne (Geruchssinn, Hören, Sehen aber auch Schmecken) angesprochen werden können. Möglich sind Alltagsgegenstände (z. B. wäre eine alte Kaffeemühle in Verbindung mit Kaffeebohnengeruch ein Signal, das unmittelbar und auch ohne Worte Erinnerungen weckt. *Siehe auch:* *→ Basale Stimulation* *→ Tertiärgedächtnis* *→ Erinnerungskiste*
Asymmetrische Kommunikation, die (auch: Asymmetrische Beziehung, die) ⊙	Kommunikationsform, in der die Kommunizierenden ungleiche Möglichkeiten haben, an Prozessen der Kommunikation teilzunehmen bzw. sie zu verstehen – „asymmetrisch" steht hier für die ungleiche Verteilung der kommunikativen Möglichkeiten. *Asymmetrische Kommunikation ergibt sich z. B. aus einer demenziellen Erkrankung (der Betroffene hat Wortfindungsstörungen) oder Sinneseinschränkungen (Betroffene können Teile der Kommunikation nur eingeschränkt wahrnehmen). Ziel ist, dass die Kommunikation immer auf Augenhöhe erfolgt und dass durch viel Zeit oder besonders aufmerksame Zuwendung versucht wird, die Asymmetrie so weit als möglich auszugleichen.* *Siehe auch:* *→ Eisbrecherfrage, Eisbrecherfunktion* *→ Kommunikationsformen*

Auditive Stimulation, die	Versuch, Menschen über Klänge oder Musik mit angenehmen Reizen anzufluten. So kann Musik zum Einsatz kommen, können Geräusche erraten werden, kann man mit CDs mit Naturklängen (z. B. Vogelzwitschern, Meeresrauschen etc.) arbeiten. *Teil der → Basalen Stimulation, es handelt sich dabei um eine von diversen Möglichkeiten der Anflutung mit Reizen* *Siehe auch:* *→ Basale Stimulation*
Autobiografie, die (auch: Eigenbiografie, die)	→ Biografie, die jemand selbst erzählt (im Unterschied zur → Fremdbiografie) Autobiografie und Fremdbiografie können stark voneinander abweichen, da es im → Psychobiografischen Pflegemodell vorrangig um das individuelle Erleben (→ Singuläre Biografie) geht. *Siehe auch:* *→ Fremdbiografie* *→ Singuläre Biografie* *→ Historische Biografie* *→ Sammelbiografie* *→ Regionale Biografie*
Autostimulation, die	Hier: Versuch, sich aufgrund sensorischer → Deprivation (als Folge von z. B. → Hospitalismus oder aber von Erkrankungen) selbst Reize zuzuführen; → Motorische Autostimulation kann sich in Form von Nesteln bzw. z. B. dem Zerreißen von Inkontinenzeinlagen zeigen, möglich sind auch stereotype (immer gleichartige) Bewegungen (z. B. Wippen), akustische Autostimulation kann sich in Form lauten Rufens (→ Vokale Störungen) zeigen. *Siehe auch:* *→ Deprivation* *→ Habituation* *→ Psychischer Hospitalismus*
Babysprache, die	Die „Babysprache" gilt in der GPB grundsätzlich als unprofessionell und unerwünscht. Sie zeichnet sich (nach Sachweh 2012) z. B. durch folgende Elemente aus: – erhöhte Stimmlage oder aber Verwendung von tieferen Tönen – besonders einfache verständliche Begriffe bzw. kurze Sätze – Verkleinerungs- und Wir-Form (z. B. „jetzt gehen wir ins Betterl") – lautmalerische Worte (z. B. „Aua haben" für Schmerzempfindungen)

Babysprache, die	Achtung: wenn dieses Item auch mit „Intervention" gekennzeichnet ist, so ist Babysprache nur unter ganz bestimmten Umständen und eher im Einzelfall empfohlen; grundsätzlich gilt sie als unerwünschtes Signal der → Verkindlichung. *Die Linguistin Sachweh lehnt diese Form der Sprache nicht grundsätzlich ab, sofern sie nicht in abwertender Weise verkindlicht (siehe → Infantilisierung) oder als Machtmittel eingesetzt wird. Es käme dabei darauf an, wie z. B. Demenzbetroffene auf den Einsatz einzelner dieser Mittel reagieren; manchmal erhöhe diese Sprachform die Verständlichkeit bzw. vermittle auch ein angenehmes Gefühl, ihr Einsatz sei aber immer kritisch zu reflektieren.* *Überschwängliches, unverhältnismäßiges Lob, aber auch verkindlichender Tadel, der „Babysprache" ebenfalls kennzeichnen kann (z. B. „das haben Sie jetzt ganz ganz fein gemacht" oder „das war aber jetzt gar nicht schön!") infantilisiert in jedem Fall und kennzeichnet → Asymmetrische Kommunikation, ist daher unbedingt zu vermeiden.* *Siehe auch:* *→ Kommunikationsformen* *→ Verkindlichung*
Barthel-Index, der (auch: Barthel-Test, der)	Assessment-Instrument Erfasst Alltagskompetenzen (unterschiedliche Tätigkeitsbereiche, z. B. Körperpflege, Nahrungsaufnahme, Ausscheidung, Mobilität), die Auswertung erfolgt über Punktevergabe. *Siehe auch:* *→ Assessment, geriatrisches* *→ Basis-Assessment, geriatrisches*
Basale Stimulation, die	Konzept zur Kommunikation/Kontaktaufnahme, das sich besonders für Menschen mit eingeschränkter Fähigkeit, sich sprachlich auszudrücken bzw. Sprache bewusst und direkt wahrzunehmen, eignet. Basale Stimulation stimuliert (= hier: regt an), und zwar basal (= hier: grundlegend). Es müssen beim älteren Menschen also keine Voraussetzungen wie Sprachvermögen oder -verständnis vorhanden sein, damit sie aufgenommen werden und wirken kann. Angeregt wird mit Angeboten, die die Sinne anregen bzw. „ansprechen" oder anfluten: → Olfaktorische Stimulation (Geruchssinn), z. B. Düfte, Gerüche, hier z. B. → Lavendel → Orale oder gustatorische Stimulation (Geschmackssinn), z. B. Mundpflege mit angenehm schmeckenden, vertrauten Flüssigkeiten → Auditive Stimulation (Gehör), z. B. vertraute Musik

	→ Visuelle Stimulation (Sehsinn), z. B. mit Farben oder Bildern → Vestibuläre Stimulation (Körper- bzw. Raumempfinden), z. B. gesichertes Wiegen oder Schaukeln) → Vibratorische Stimulation, z. B. Massagen → Taktil-haptische Stimulation (Körperwahrnehmung, Tastsinn etc.), z. B. Tastenlassen von verschiedenen Materialen, Setzen angenehmer Berührungsreize Sie ist für unterschiedliche Zielgruppen geeignet, im Kontext der GPB aber besonders für Demenzbetroffene. Die Basale Stimulation wurde von A. Fröhlich ursprünglich für den Bereich der Pflege und die Betreuung von Menschen mit Behinderung begründet und schließlich unter Mitwirkung von Christel Bienstein auch für die Pflege entwickelt. *Siehe auch:* *→ Sensorische Aktivierung* *→ Re-Aktivierung*
Basisassessment, geriatrisches, das	Dient der Erfassung bzw. Evaluierung eines Status (Ist-Zustandes) hinsichtlich unterschiedlicher Bereiche (oft: Domänen, Dimensionen, Kategorien oder ähnliches); gemeint können Fähigkeiten, Fertigkeiten, Aktivität und vieles mehr sein. Zur Erfassung der einzelnen Dimensionen dienen unterschiedliche Assessment-Instrumente. *Siehe auch:* *→ Assessment, geriatrisches*
Bed is bad	Aus dem angloamerikanischen Raum stammende Wendung, die meint, dass wenig Aktivität („im Bett bleiben") für ältere Menschen Ressourcenverlust nach sich ziehen kann. *Siehe auch:* *→ Use it or lose it*
Bedrohtes Ich, das	Erstes Stadium (von vier) nach Cora → Van der Kooij im → MPBM Der/die Betroffene bemerkt die beeinträchtigte Gedächtnisleistung, was als bedrohlich erlebt wird; typisch sind hier Versuche, die „Fassade" aufrecht zu erhalten, die Einschränkungen zu leugnen oder zu versuchen, sie zu verharmlosen. *Siehe auch:* *→ Demenzstadien* *→ Demenzstadien nach Cora → Van der Kooij im → MPBM*

Bedürfnis- modell, das	Modell, das versucht, alle Bedürfnisse eines Menschen abzubilden (z. B. das Modell der Aktivitäten des täglichen Lebens nach Liliane Juchli). *Siehe auch:* *→ Interaktionsmodell*
Bedürfnisse, die	→ Grund- und Nachholbedürfnisse
Belastungs- inkontinenz, die	→ Stressinkontinenz *Siehe auch:* *→ Inkontinenz (hier werden alle Formen aufgezählt, die in der GPB von besonderer Bedeutung sind)*
Beobach- tungsbogen, erlebens- orientierter, der	Element des → MPBM, darin wird versucht, Lebensgeschichte und Erleben des/der Bewohner*in zu erfassen, ebenso seine Bewältigung der aktuellen Situation (siehe auch → Coping); es werden Fragen aus sechs Erfahrungsbereichen gestellt, in denen es um Körper- und Sinneswahrnehmung, Kognition, Emotion, soziales Umfeld oder Sinngebung geht, die Rede ist im Modell jeweils vom Erleben bzw. Erfahren. *Siehe auch:* *→ MPBM* *→ Mäeutik*
Beratung Älterer, die	Beratung Älterer folgt grundsätzlich denselben Prinzipien wie Beratungsleistungen auch gegenüber jüngeren Menschen erfolgen. Zentral ist aber eines: Ziel soll sein, nicht den Menschen, sondern die Situation zu ändern. „Anstatt auf langfristige Persönlichkeitsveränderungen müssen Ihre Bemühungen als Berater stets darauf gerichtet sein, ältere Menschen und ihre Familien bei der Lösung ihrer situationsbedingten Probleme zu unterstützen. Sie sollen also nicht versuchen, ihre Klienten grundlegend zu verändern; vielmehr ist es Ihre Aufgabe, ihnen so wie sie sind, zur Seite zu stehen“ (Weakland et al. 1992, S. 18f). *Siehe auch:* *→ Gerontopädagogik* *→ Paternalismus*
Bereichspflege, die	Andere Bezeichnung für → Bezugspflege, die sich von der → Funktionspflege abgrenzen will *Siehe auch:* *→ Bezugspflege* *→ Funktionspflege*

Beschäftigung	Begriff, der derzeit in der GPB kaum mehr gebräuchlich ist, insofern „bloße“ Beschäftigung von (für die Betroffenen!) sinnvoller Betätigung abgegrenzt wird; im Einzelfall kann es aber durchaus um Beschäftigung (im Sinne der Vermeidung von → Deprivation oder → Psychischem Hospitalismus) gehen; Ziel ist in jedem Fall die Steigerung von Wohlbefinden und Lebensqualität, es ist also individuelle Einpassung in die Situation gefragt. *Siehe auch:* *→ Aktivierung* *→ Re-Aktivierung*
BESD	Beurteilung von Schmerzen bei Demenz (Abkürzung) – Form der Testung auf Schmerzempfinden (= Schmerzassessment), die sich an Menschen mit eingeschränkter Kommunikationsfähigkeit richtet und besonders oft bei demenzbetroffenen Menschen zum Einsatz kommt. Es werden folgende Kategorien getestet: – Atmung – negative Lautäußerungen – Körperhaltung – Mimik – Reaktion auf Trost Bei dieser Form der Testung werden Punkte vergeben (anders als bei → BISAD und → ECPA) *Siehe auch:* *→ Assessment, geriatrisches* *→ Basis-Assessment, geriatrisches* *→ ECPA* *→ BISAD* *→ ZOPA*
Bestehlungswahn, der	Unverrückbare Überzeugung, bestohlen worden zu sein *Grundsätzlich handelt es sich beim sogenannten Wahn um feste Überzeugungen, die mit Realitätsverlust einhergehen (= sie entsprechen der Wirklichkeit nicht).* *In der Betreuung von Menschen, die – mit oder ohne – → Demenzerkrankung in einer Einrichtung leben, ist hier aber Vorsicht geboten. Wenn jemand den (tatsächlichen!) Verlust von Wohnung, Umgebung und teilweise auch sozialem Umfeld erlebt, entspricht die Vorstellung, verarmt oder „bestohlen“ worden zu sein zwar nicht der Realität, hat durchaus eine „reale“ Grundlage.* *Siehe auch:* *→ Wahn*

Betagte betagt	Von Erwin → Böhm in seinem Werk häufig verwendeter Betriff Der Begriff ist in der geschriebenen Sprache ansonsten selten, in der gesprochenen Sprache kaum geläufig. Gemeint sind ältere Menschen.
Bettflucht, senile Bettflucht, die	Bezeichnet den Umstand, dass ältere Menschen oft früh erwachen
Bewegung in der GPB, die	In den letzten Jahrzehnten fand ein Umdenken in der GPB statt. Während man lange Zeit versuchte, Menschen an der Bewegung zu hindern (um Stürze zu vermeiden), ist es heute der Sturz bzw. sind es Sturzfolgen, die verhindert werden sollen. Grund dafür sind die vielfältigen Belastungen und Gefahren, die von → Immobilität ausgehen. *Siehe auch:* *→ Sturzrisikofaktoren* *→ Sturzprophylaxe* *→ Sturzhose* *→ Freiheitseinschränkende Maßnahmen*
Bewohner, der Bewohnerin, die	Im Gegensatz zur Bezeichnung „Patient"/„Patientin" will man mit der Bezeichnung „Bewohner"/„Bewohnerin" zeigen, dass Alter/n keine Krankheit ist, und die Menschen in Einrichtungen zur GPB wohnen und leben. *Üblich ist auch die Bezeichnung → Klient*in.*
Bewohnerbesprechung, die	Professionelles Instrument der GPB, in dem die Situation eines/einer Bewohner*in/Klient*in/Patient*in in der Regel interprofessionell (also unter Einbezug möglichst vieler, am Pflege- und Betreuungsprozess bzw. dem therapeutischen Prozess beteiligter Berufsgruppen) reflektiert wird. *Siehe auch:* *→ Erlebensorientierte Bewohnerbesprechung im → MPBM* *→ Fallarbeit*
Bewohnerbesprechung, erlebensorientierte, die	Element des → MPBM, das dieselben Ziele verfolgt wie eine → Bewohnerbesprechung; sie stellt zentrale Fragen zu Grundlagen (z. B. welche wertfreien Beobachtungen über Bewohner*innen gibt es, wie sehen Überlegungen zu ihrem Erleben aus, Reflexion der Pflegenden über gelungene Situationen des Einfühlens). Ziel ist dann die Entwicklung weiterer Ideen, ebenfalls leitet sich die → Umgangsempfehlung aus der erlebensorientieren Bewohnerbesprechung ab.

	Siehe auch: *→ MPBM* *→ Mäeutik*
Bezugspflege, die	Form der Pflege, in der nicht nach „Funktion“ (z. B. Blutdruck messen bei allen Bewohner*innen durch eine Pflegeperson, Körperpflege bei allen Bewohner*innen durch eine andere Pflegeperson etc.) versorgt wird. Stattdessen werden bei den zugeteilten Bewohner*innen – durch eine Gruppe Pflegender – jeweils alle Tätigkeiten durchgeführt. Ziel der Bezugspflege ist, dass der ganzheitliche Bezug zu dem/der versorgten Klient*in spürbar ist und dass auch Veränderungen und Entwicklungen für die Pflegenden sichtbar sind. *Siehe auch:* *→ Funktionspflege*
Biografie, die	Lebensgeschichte eines Menschen In der → Biographiearbeit wird diese Lebensgeschichte in der GPB auf unterschiedliche Weise eingesetzt. *Siehe auch:* *→ Autobiografie* *→ Fremdbiografie* *→ Singuläre Biografie* *→ Historische Biografie* *→ Sammelbiografie*
Biografiearbeit, die	Meint die Arbeit mit der Lebensgeschichte älterer Menschen, die unterschiedliche Ziele verfolgt. Besonders typische Ziele sind: – Gewohntes, Vertrautes und Bekanntes anzubieten (sorgt für Wohlbefinden und → Daheimgefühl, erhöht letztlich auch die Orientiertheit) – Verhalten besser verstehen zu können (warum wird ein bestimmtes Verhalten gezeigt, warum wird etwas abgelehnt oder „unverständliches“ Verhalten gezeigt; oft lassen sich die Gründe dafür in der Lebensgeschichte finden) – Pflege- und Betreuungsinterventionen und -situationen den Bedürfnissen des/der Klient*in anzupassen, sie also individuell zu gestalten – Entlastung (= über Belastendes sprechen können) und Integration (hier: das Gefühl von→ Zugehörigkeit) zu bieten (Matolycz 2013) Es gibt unterschiedliche Arten der Biografiearbeit, so wird z. B. zwischen → Aktivitätsorientierter und → Gesprächsorientierter Biografiearbeit unterschieden.

Biografiearbeit, die	*Siehe auch:* *→ Biografie* *→ Psychobiografisches Pflegemodell* *→ Datenerhebung bei Biografiearbeit* *→ Interpretation von Daten (Biografiearbeit)*
Biografisch orientierter Ansatz, der	Eine von mehreren → Alternstheorien Der biografisch orientierte Ansatz bringt in den unterschiedlichen, soziologischen → Alternstheorien die Wendung hin zur Lebensgeschichte des Einzelnen. Während davor oft eher nach grundsätzlicher Aktivität (z. B. → Aktivitätstheorie) gefragt wurde, geht es mit dem biografischen Ansatz um Aktivität, die in Bezug zum bisher Erlebten steht, bzw. entscheiden auch Lebensgeschichte und -interessen darüber, ob, wie und in welchem Ausmaß sie überhaupt angestrebt bzw. erreicht werden kann. *Siehe auch:* *→ Alternstheorien* *→ Biografiearbeit* *→ Lebenslagenkonzept*
Biografisches Alter, das (auch: Kalendarisches Alter, das)	Alter laut Geburtsdatum *Siehe auch:* *→ Soziales Alter* *→ Biologisches Alter* *→ Altersformen*
Biologisches Alter, das	Schätzwert für die aktuelle, gesundheitliche und physische Situation und Belastbarkeit eines Menschen – muss nicht mit dessen biografischem Alter korrelieren *Siehe auch:* *→ Kalendarisches (biografisches) Alter* *→ Soziales Alter* *→ Altersformen*
Bio-Psycho-Soziales Modell, das	Zugang, der in Pflege und Betreuung (aber auch Medizin) neben körperlichen (= biologischen) auch psychische (= seelische) und soziale Komponenten einbeziehen möchte, er zielt also auf Ganzheitlichkeit. *Siehe auch:* *→ Biografiearbeit* *→ Alltagsnormalität* *→ Normalıtatsprinzip* *→ Lebensweltorientierung*

BISAD	Beobachtungsinstrument für das Schmerzassessment bei alten Menschen mit Demenz. Form der Testung auf Schmerzempfinden, die sich an Menschen mit eingeschränkter Kommunikationsfähigkeit richtet und besonders oft bei demenzbetroffenen Menschen zum Einsatz kommt; bei dieser Testform wird einerseits in Ruhe, andererseits bei erfolgender Mobilisation (Bewegung) kontrolliert. In Ruhe werden Mimik, Haltung des Körpers, Reaktion auf Bewegung und die Beziehung zu/Interaktion mit anderen beobachtet, bei der Mobilisation Angst, Reaktion auf die Bewegung, Beziehung zu/Interaktion mit anderen, Reaktionen auf Berührung oder Klagen. Ähnlich wie bei → ECPA werden hier keine Punkte vergeben, es wird hingegen der Verlauf beobachtet. *Siehe auch:* *→ Assessment, geriatrisches* *→ Basis-Assessment, geriatrisches* *→ BESD* *→ ZOPA*
Bobath-Konzept, das	Konzept zur → Rehabilitation bei zentralen Lähmungen (meist nach Schlaganfall), das von Berta und Karl Bobath entwickelt wurde. Ziel ist, dass das Gehirn „lernt", die betroffenen Körperareale wieder einzubeziehen und entsprechend auch wieder Bewegungen zu steuern. Das geschieht durch die Mit-Einbeziehung dieser Areale (meist die vom Schlaganfall betroffene Körperseite). *Man würde dann z. B. die Fernbedienung des Fernsehers so legen, dass der/die Patient*in mit der nichtbetroffenen Seite über die betroffene greifen müsste.* *Siehe auch:* *→ Hemineglect*
Bodenpflege, die	Form der Versorgung schwer Demenzbetroffener, bei der sie mittels unterschiedlicher Positionierungshilfen in Bodenhöhe liegen. Das verhindert → Freiheitseinschränkende Maßnahmen und ermöglicht mehr und bessere Bewegungsfreiheit. Bodenpflege erfordert besondere Sorgfalt und ethisches Können.
Böhm, Erwin	Begründer des → Psychobiografischen Pflegemodells, Diplomierter, Psychiatrischer Gesundheits- und Krankenpfleger, *1940

BPSD	Behavioural and Psychological Symptoms of Dementia Teils gängige Abkürzung, meint: auf das Verhalten bezogene und psychische Demenzsymptome *Siehe auch:* *→ Demenzsymptome* *→ Checking* *→ Trailing* *→ Pottering* *→ Picking Behaviour* *→ Vokale Störung*
Buffet, das	Nahrungsmittel (besonders → Fingerfood, das auch ohne Besteck gegessen werden kann) werden in Wohnbereichen für ältere Menschen oft buffetartig angerichtet. Die Vorteile sind, dass a) der Appetit angeregt wird und b) jederzeit auf Nahrung zugegriffen werden kann, zudem fördert c) die Buffet-Struktur die Selbstständigkeit. *Siehe auch:* *→ Lesbarkeit* *→ Fingerfood* *→ Eat by Walking*
Charakteristik, die im → MPBM	Element des → MPBM, Beschreibung eines/einer Bewohner*in und was ihn/sie ausmacht: Verhalten, Erleben bzw. aktuelle (und emotionale) Bedürfnisse. Es geht also darum, das Wesentliche festzuhalten. *Siehe auch:* *→ MPBM* *→ Mäeutik*
Checking, das	Wiederholtes Aufsuchen des Aufenthaltsortes der Pflegenden. Checking kann ein typisches Verhalten Demenzbetroffener sein (→ BPSD), sie stehen dann z. B. immer wieder vor dem Stützpunkt/ Dienstzimmer bzw. nachts auch dort, wo es hell ist und menschliche Geräusche zu hören sind. *Anmerkung: Manchmal bewährt es sich, am Gang in Stützpunktnähe eine Couch aufzustellen, dann können die Betroffenen sich dort aufhalten und haben das Gefühl, nahe am Geschehen zu sein.* *Siehe auch:* *→ BPSD* *→ Demenzsymptome*

Class-Room-R.O.T., das	Eines von drei Elementen des R.O.T. In Gruppen stattfindendes → Gedächtnistraining, bei dem (günstigenfalls!) die Teilnehmer*innen über annähernd ähnliche → kognitive → Ressourcen verfügen sollen. Wünschenswert wäre, dass das R.O.T zugleich von je einer Pflegeperson und einer im Gedächtnistraining geschulten Person (z. B. Psycholog*in, Fachsozialbetreuer*in u. ä.) durchgeführt wird. Es findet geplant und gut strukturiert statt; ein klarer, sich wiederholender Ablauf ist Teil des Konzepts. Es kann und soll von Klient*innen positiv wahrgenommen werden, angenehme Erinnerungen wecken, Selbstvertrauen geben und auch als ansprechendes soziales Erlebnis wahrgenommen werden. Der Versuch, Demenzbetroffene an der Realität zu orientieren, wird besonders für frühere Stadien der Erkrankung empfohlen. *Siehe auch* *→ 24-Stunden-R.O.T.* *→ R.O.T.-Tafel* *→ R.O.T.*
Cocktailparty-Effekt, der	Als Cocktailparty-Effekt wird die Unfähigkeit, Hintergrundgeräusche auszublenden und sich z. B. auf ein Gespräch zu konzentrieren, bezeichnet. Jüngere Menschen sind in der Regel in der Lage, einem Gespräch auch bei laufenden Hintergrundgeräuschen gut zu folgen. Älteren Menschen fällt dies oft schwer. Dieses Problem (nämlich selektiv, also „ausgewählt" zu hören) scheint nicht das Hörvermögen direkt zu betreffen (siehe auch → Presbyopie), sondern eher die Verarbeitung von Informationen; Studien zufolge konnten ältere Menschen Umgebungsunterhaltungen in einer Fremdsprache besser ausblenden und dem eigentlichen Gespräch folgen. (Presacco et al. 2016) *Siehe auch:* *→ Presbyakkusis* *→ Presbyopie* *→ Alterssyndrome*

Cohen-Mansfield-Skala, die (auch: CMAI)	Instrument zur Erfassung von herausforderndem bzw. agitiertem Verhalten Demenzbetroffener, das von Jiska Cohen-Mansfield in den 1990er Jahren entwickelt wurde; es werden sowohl Verhaltensweisen als auch Antrieb und Angaben (welche Verhaltensweisen treten wie oft auf, es wird anhand einer Skala bewertet) beobachtet, die Auswertung erfolgt nach Punkte-Schema. *Siehe auch:* *→ Assessment, geriatrisches* *→ Basis-Assessment, geriatrisches*
CMAI	Cohen-Mansfield Agitation Inventory, siehe → Cohen Mansfield-Skala
Compliance, die	Kooperation, Mitarbeit des/der → Klient*in an Therapie und Interventionen *Siehe auch:* *→ Adhärenz*
Coping, das	Strategie zur Bewältigung (engl.: „to cope with" = mit etwas umgehen, zurechtkommen). Coping-Strategien (auch diese Bezeichnung ist gängig) sind individuell unterschiedlich. Beispielsweise kann jemand bei Schwierigkeiten grundsätzlich dazu neigen sich zurückzuziehen oder aber aktiv werden etc. Der Begriff spielt im → Psychobiografischen Pflegemodell eine Rolle, da man darin davon ausgeht, dass der Mensch seine Coping-Strategien in der Regel auch bei Demenzbetroffenheit erhält. *Siehe auch:* *→ SOK* *→ Assimilation und Akkommodation*
Daheim-Gefühl, Daheimgefühl, das	Gefühl der Geborgenheit und des „Zuhause"-Seins. Der Begriff stammt aus dem → Psychobiografischen Pflegemodell nach Erwin → Böhm und spielt darin eine zentrale Rolle. Ziel von GPB ist es grundsätzlich, ein Daheim-Gefühl zu vermitteln; oft wird dabei mit Lavendel (siehe → Aromapflege) gearbeitet. *Siehe auch:* *→ Tertiärgedächtnis* *→ Thymopsyche*
DAT	Gebräuchliche Abkürzung für: Demenz vom Alzheimer-Typ

Datenerhebung bei Biografiearbeit, die	Die Erhebung einer → Biografie kann auf unterschiedliche Weise erfolgen. Unerwünscht ist ein bloßes „Abfragen“ von Daten (Geburtsort, Beruf etc.), weil diese Daten nicht unbedingt die bedeutsamsten sind. Eher geht es um das persönliche Erleben, um wichtige Ereignisse, Interessen und Vorlieben. Erwin → Böhm spricht bei persönlichen Ereignissen aus dem Leben von → Stories. Sie werden am Besten in Form des „Plauderns“ erhoben, wobei auch Pflegende (soweit sie es wollen) etwas von sich preisgeben sollen, damit das Gespräch nicht den Charakter des „Abfragens“ oder der → Asymmetrischen Kommunikation hat, sondern auf Augenhöhe und gleichberechtigt stattfindet. Ebenfalls unüblich (bis unerwünscht) sind in professioneller Biografiearbeit Fragebögen oder Mitschreiben. *Siehe auch:* *→ Eisbrecherfunktion, Eisbrecherfrage* *→ Interpretation von Daten (Biografiearbeit)*
Defizitmodell, das	Eine von mehreren → Alternstheorien (bzw. -modellen) Annahme, dass das Altern zwingend vom Verlust körperlicher und → kognitiver Fähigkeiten begleitet ist, wobei der Leistungsgipfel im jungen Erwachsenenalter angenommen wurde (→ Adoleszenz-Maximum-Hypothese). Danach setzt demnach der Abbauprozess ein, der schrittweise alle Dimensionen umgreift. Das Defizitmodell gründet auf Untersuchungsfehlern und gilt heute als überholt. *Siehe auch:* *→ Alternstheorien*
Degenerative Veränderungen, die	Veränderungen, die (meist) durch Abbauprozesse bedingt sind und zu Funktionseinschränkungen führen *Z. B. degenerative Veränderung eines Gelenks („Verschleiß“)*
Delirium, Delir, das	Akute Desorientiertheit (in mehreren Dimensionen möglich, → Orientiertheit), die mit Halluzinationen einhergeht und nicht dauerhaft ist, manchmal wird auch von „akuter Verwirrtheit“ gesprochen *Siehe auch:* *→ Demenz* *→ Orientiertheit*

Dementia Care-Mapping, das	Beobachtendes Verfahren zur Verbesserung der Lebensqualität Demenzbetroffener. Zentral ist dabei die Beobachtung von Signalen (siehe auch → Verbale und → Non-verbale Kommunikation), da die Betroffenen sich sehr oft nicht verbal äußern können.
Demenz, die (auch: Demenzielle Erkrankung, die)	Erkrankung, die mit dem Verlust von → kognitiven Fähigkeiten einhergeht und in unterschiedlichen Formen und Verläufen auftritt. Die häufigste Form ist die → Alzheimer Demenz, gefolgt von der → Vaskulären Demenz. *Siehe auch:* *→ Demenzformen* *→ Demenzstadien* *→ Demenzsymptome*
Demenz-formen, die	Demenzielle Erkrankungen werden unterschiedlich eingeteilt, gängig ist die Unterscheidung in: → Primäre Demenzen (z. B. → Alzheimer-Demenz) → Sekundäre Demenzen → Vaskuläre Demenzen (hier: → Multiinfarkt-Demenz) Die mit Abstand häufigste Form ist die Demenz vom Alzheimer-Typ (→ Alzheimer-Demenz). Quellen variieren, zumindest 60–70 % aller Demenzbetroffenen leiden unter Alzheimer-Demenz). Weitere Formen sind: → Frontotemporale Demenz (FTD) → Lewy-Körper-Demenz (DLB)
Demenz-stadien, die	Es gibt keine einheitliche Klassifizierung der Stadien, vielmehr wurden – wiederum modellhaft – unterschiedliche Stadien bzw. → Erreichbarkeitsstufen definiert. Die Idee dahinter ist immer, der jeweiligen Stufe entsprechend → interagieren zu können. Insgesamt folgen die Demenzstadien meist dem → Retrogenesemodell. *Typische Modelle sind:* *→ Demenzstadien nach Barry Reisberg* *→ Erreichbarkeitsstufen nach Erwin → Böhm* *→ Demenzstadien im → MPBM nach Cora → Van der Kooij* *→ Demenzstadien in der → Validation nach Naomi → Feil* *Oft wird auch in leichte, mittelschwere und schwere Demenz unterschieden, mitunter wird ein eigenes → Terminalstadium (= der sterbende Mensch) benannt.* *Siehe auch:* *→ Reisberg-Skala*

Demenzstadien in der → Validation nach Naomi Feil	In der → Validation sind 4 Demenzstadien definiert: → Unglücklich orientiert → Zeitverwirrtheit → Stadium der sich wiederholenden Bewegungen → Vegetieren *In der → Validation wird Kommunikation und Interaktion dem jeweiligen Stadium angepasst.*
Demenzstadien im → MPBM nach Cora Van der Kooij	Im → MPBM sind 4 Demenzstadien definiert: → Bedrohtes Ich → Verirrtes Ich → Verborgenes Ich → Versunkenes Ich *Im → MPBM wird Kommunikation, Interaktion und der gesamte Pflegeprozess dem jeweiligen Stadium angepasst*
Demenzstadien nach Barry Reisberg	Stadium 1: Die kognitive Funktion ist noch normal, die Erkrankung entwickelt sich aus normaler, geistiger Leistungsfähigkeit. Stadium 2: Das Wahrnehmungsvermögen ist sehr leicht vermindert, leichte kognitive Störungen werden nur von dem/der Betroffenen wahrgenommen: beeinträchtigte Merkfähigkeit und Gedächtnis (z. B. werden Namen und Termine vergessen und Dinge verlegt). Stadium 3: Das Wahrnehmungsvermögen ist leicht vermindert, die Probleme werden auch vom Umfeld bemerkt: Arbeitsleistung, Wahl richtiger Wörter und das Finden von Namen sind beeinträchtig; gerade Gelesenes wird vergessen, Planung und Organisation des Alltags werden schwieriger. Stadium 4: Die kognitiven Störungen sind deutlich bemerkbar, auch Alltagshandlungen sind betroffen (Schwierigkeiten beim Kochen, dem Umgang mit Geld oder der Bedienung von Geräten), die Betroffenen leiden unter den Einschränkungen; Reisberg nennt das Leistungsniveau eines 12-jährigen Kindes. Stadium 5: Die Demenz ist mittelschwer, der Alltag kann ohne Unterstützung nicht mehr bewältigt werden; Reisberg nennt hier das Leistungsniveau eines 5- bis 7-jährigen Kindes. Stadium 6: Die Demenz ist schwer, auch bei einfachen Alltagsaktivitäten (z. B. bei der Körperpflege oder dem Toilettengang) wird Unterstützung nötig, Namen nahestehender Menschen können oft nicht benannt werden, Inkontinenz und Verhaltensauffälligkeiten sind möglich; Reisberg nennt hier das Leistungsniveau eines 2- bis 4-jährigen Kindes.

Demenzstadien nach Barry Reisberg, die	Stadium 7: die Demenz ist sehr schwer, Sprech- und Gehfähigkeit sowie die Fähigkeit, aufrecht zu sitzen, sind oft nicht mehr vorhanden; von Reisberg wird hier die Leistungsfähigkeit eines Kleinkindes von 12 Monaten bis (gemäß des → Retrogenesemodells, das von einer rückwärtsgewandten Entwicklung ausgeht) zum Stadium des Neugeborenen angegeben. *Siehe auch:* *→ Demenzstadien*
Demenz-symptome, die	Demenzsymptome sind vielfältig, häufig sind: Einschränkungen der → Orientiertheit → Agnosie → Aphasie → Apraxie → unterschiedliche, den Körper betreffende Symptome, z. B. → Inkontinenz → unterschiedliche Auffälligkeiten im Verhalten, siehe → BPSD *Siehe auch:* *→ Demenzformen* *→ Demenzstadien*
Dependency support script, das	Modell nach M. Baltes, das sich entlang des Spannungsfeldes von Abhängigkeit (Dependency) und Unterstützung (Support) bewegt. Es geht davon aus, dass die → Interaktion zwischen älteren Menschen und den Personen in ihrer Umgebung nach einem bestimmten Muster („Script", „Drehbuch") verlaufen kann. Es ist demnach Folgendes möglich: ältere Menschen erleben, dass Hilflosigkeit ihnen Zuwendung sichert, während Unabhängigkeit mit weniger Beachtung in Verbindung gebracht werden kann. Das unbewusste Muster könnte dann dazu führen, dass jemand sich (unbeabsichtigt!) abhängiger gibt, als er oder sie ist, weil das Aufmerksamkeit und Zuwendung bringt. Für die GPB lässt sich daraus ableiten, dass es sinnvoll ist, bewusst auch unabhängigen Menschen Zeit und Aufmerksamkeit zu widmen. Wichtig: das Verhalten gemäß Dependency support script wird nicht absichtsvoll oder bewusst eingesetzt.
Depression, die	Psychische Erkrankung, meist mit Antriebsarmut und Niedergeschlagenheit, affektive Störung (hier: Veränderung des Gefühlshaushalts), die unterschiedlich klassifiziert werden kann und meist durch mehrere Faktoren bedingt oder mitbedingt wird.

	Siehe auch: *→ Altersdepression* *→ Affekt* *→ Manie*
Depressiver Stupor, der	Stupor (lat.: „Erstarrung“) steht für einen stark ausgeprägten Zustand der Antriebsminderung, der auch bei Depressionen auftreten kann und sich langsam und schleichend entwickelt. Betroffene erscheinen antriebsgehemmt, die Kommunikations- und Interaktionsfähigkeit kann stark beeinträchtigt sein; Suizidgefahr ist trotz der Antriebsminderung möglich. *Siehe auch:* *→ Affekt* *→ Apathie* *→ Lethargie*
Deprivation, die	Deprivation (lat. deprivare = berauben) meint einen Zustand des Entzugs, Verlustes oder der Entbehrung bzw. die Abwesenheit von Vertrautem. Deprivation wirkt sich nachteilig auf die sozialen und → kognitiven Fähigkeiten aus, psychischer → Hospitalismus und Deprivation können einander bedingen. Menschen mit eingeschränkten kognitiven Fähigkeiten oder Einschränkungen der Sinneswahrnehmung (z. B. Sehen, Hören) sind besonders gefährdet, Deprivation zu erleben. Es gibt unterschiedliche Formen von Deprivation, z. B. soziale oder sensorische Deprivation (→ Deprivation, sensorische bzw. → Deprivation, soziale) *Siehe auch:* *→ Presbyopie* *→ Presbyakkusis* *→ Psychischer Hospitalismus*
Deprivation, sensorische, die	Abwesenheit, Fehlen von sinnlichen Eindrücken, Reizarmut *Siehe auch:* *→ Deprivation* *→ Psychischer Hospitalismus*
Deprivation, soziale, die	Verlust von Bindungen oder Beziehungen *Siehe auch:* *→ Deprivation* *→ Psychischer Hospitalismus*

Deprivations-prophylaxe, die	Versuch, durch das gezielte Setzen von Umgebungsreizen, festen Tagesabläufen und → Interaktion den Zustand der → Deprivation zu verhindern, auch → Rituale können hier hilfreich sein. *Siehe auch:* *→ Deprivation* *→ Psychischer Hospitalismus*
Dermatozoen-wahn, der	Überzeugung, von Ungeziefer (Flöhen, Wanzen etc.) befallen zu sein, Juckreiz kann empfunden werden *Siehe auch:* *→ Wahn*
Desorientiert-heit, die	Meint nicht mehr vorhandene Orientiertheit, heute wird eher von Einschränkung der → Orientiertheit gesprochen und es wird beschrieben, wie ausgeprägt die Einschränkung ist bzw. worin sie besteht *Siehe auch:* *→ Orientiertheit* *→ Eingeschränkte Orientiertheit* *→ Verwirrtheit*
Diabetes Mellitus Typ 2, der	Zuckerkrankheit, im Volksmund auch als „Alterszucker" bezeichnet (zählt zu den → Alterserkrankungen), allerdings tritt die Erkrankung nicht nur im Alter, sondern auch schon bei jüngeren Menschen auf (Grund ist ein begünstigender Lebensstil wie etwa Übergewicht) *Diabetes mellitus vom Typ 2 ist (anders als Diabetes mellitus vom Typ 1) dadurch bedingt, dass der Körper auf die Wirkung des Insulins weniger stark anspricht (während beim Typ-1-Diabetes ein Mangel an körpereigenem Insulin vorliegt).* *Dies hat unterschiedliche Ursachen, worunter auch der Lebensstil fallen kann.*
Digitale Kommunikation, die	Bezeichnet den Anteil von Kommunikation, der aus sprachlichen Zeichen („Wörter") besteht. Im Gegensatz dazu gibt es die → Analoge Kommunikation (die in der GPB große Bedeutung hat) *Der Begriff wird von Paul Watzlawick verwendet.* *Das (digitale) sprachliche Zeichen transportiert den Inhalt einer Botschaft.* *Siehe auch:* *→ Analoge Kommunikation* *→ Kommunikationsformen*

Direkte Gewalt, die	In Abgrenzung von → Indirekter Gewalt wird direkte Gewalt durch einen Akteur oder eine Akteurin ausgeübt. *Siehe auch:* *→ Gewalt* *→ Indirekte Gewalt*
Disengagement-Theorie (Alternstheorien), die	Eine von mehreren → Alternstheorien Annahme, dass alternde Menschen sich absichtlich aus der Umwelt zurückziehen, weil das eine natürlich Folge des Alternsprozesse wäre und letztlich auch Freiheit von einengenden Normen bedeuten würde. Die Theorie entstand in den 1960er Jahren in den USA und geht vom biologisch begründeten Prozess des Abbaus aus; in der Folge – so die Theorie – käme es zum Rückzug. Die Theorie folgt der Logik des → Defizitmodells und ist heute ebenfalls überholt. Man weiß heute, dass eine Abnahme der Sozialkontakte auch durch andere Gründe bedingt sein kann (wenig vorhandene Kontakte, finanzielle Einschränkungen, negatives Altersbild aber auch Reaktion auf Pensionierung, Verarbeitung von Krisen, Persönlichkeitsstruktur, → Sozioemotionale Selektivität u.v.m.) Der „Gegenentwurf" zur Disengagement-Theorie ist die → Aktivitätstheorie. *Siehe auch:* *→ Alternstheorien* *→ Selektivität, sozioemotionale* *→ Use it or lose it* *→ Disuse-Hypothese*
Disuse-Hypothese, die	Annahme, dass Fähigkeiten, die nicht mehr verwendet bzw. geübt werden, sich zurückbilden *Siehe auch:* *→ Use it or lose it* *→ Disengagement-Theorie*
Dranginkontinenz, die	→ Urgeinkontinenz → Inkontinenz (hier werden alle Formen aufgezählt, die in der GPB von besonderer Bedeutung sind)
Drittes Lebensalter, das	Abschnitt des Alters, der von kaum oder keinerlei Einschränkungen begleitet ist („fitte" ältere Menschen), die Bezeichnung geht auf den Soziologen Peter Laslett zurück. Auf das dritte Lebensalter folgt das → Vierte Lebensalter.

Dysarthrie, die	Sprechstörung, motorisch bedingt Betroffene kennen die Worte, wissen, was sie sagen möchten, sind aber nicht in der Lage, alle zum Sprechen erforderlichen Bewegungen auszuführen. *Siehe auch:* *→ Aphasie (= Sprachstörung)*
Dysphagie-Test nach Daniels, der	Assessment-Instrument zur Erhebung von Schluckstörungen; nach Anamnese und klinischer Untersuchung erfolgt ein Schlucktest mit Wasser; im Anschluss wird der/die Betroffene aufgefordert, bestimmte Laute zu phonieren; geachtet wird auf Husten, Würgereflexe, Stimmqualität (gurgelnde Geräusche), Stimmklang etc., wobei bei der Test beim Auftreten bestimmter Symptome umgehend zu beenden ist. *Siehe auch:* *→ Assessment, geriatrisches* *→ Basis-Assessment, geriatrisches*
Eat by Walking	„Im Gehen essen" – gemeint ist, dass Demenzbetroffene (besonders im Anfangsstadium) oft stundenlang unterwegs sind und sich nicht zum Sitzenbleiben motivieren lassen. Damit die Nahrungszufuhr trotzdem erfolgt, werden Speisen, die während des Gehens problemlos gehalten und gegessen werden können, angeboten. *Siehe auch:* *→ Wandern* *→ Fingerfood*
ECPA	Echelle comportementale de la douleur pour personnes âgées non communicantes (ECPA), bedeutet etwa: Instrument zur Schmerzerfassung bei älteren Menschen mit stark eingeschränkter Kommunikationsfähigkeit; ähnlich wie bei → BISAD wird Verhalten im Verlauf und in unterschiedlichen Situationen beobachtet; festes Punkteschema gibt es keines, es sollen Verläufe und Reaktionen beobachtet und beschrieben werden. *Siehe auch:* *→ Assessment, geriatrisches* *→ Basis-Assessment, geriatrisches* *→ BISAD* *→ BEST* *→ ZOPA*

Eden-Alternative, die (auch: Eden-Philosophie, die)	1991 von Dr. William Thomas mit seiner Frau in den USA entwickelte Philosophie, die in Einrichtungen zur GPB zum Einsatz kommt. Das Prinzip dahinter ist laut den Begründer*innen einfach, benötigt kein zusätzliches Budget und konzentriert sich im Wesentlichen darauf, ein Altern bzw. ein Leben im Alter anzubieten, wie man es selbst erleben möchte. Das Wohlbefinden der Bewohner*innen sowie das der Pflege- und Betreuungspersonen ist gleichermaßen von Bedeutung (vgl. dazu auch das → MPBM). Es wird dabei das Bild von Gärten, die man pflegt, skizziert. In der Eden-Philosophie spielen Begegnungen mit anderen Menschen, mit Pflanzen und Tieren eine große Rolle, ebenso achtsamer Umgang miteinander und die Möglichkeit zu sinnvoller Tätigkeit.
Eigenbiografie, die (auch: Autobiografie)	→ Biografie, die jemand selbst erzählt (im Unterschied zur → Fremdbiografie) Autobiografie und Fremdbiografie können stark voneinander abweichen, da es im → Psychobiografischen Pflegemodell vorrangig um das individuelle Erleben (→ Singuläre Biografie) geht. *Siehe auch:* *→ Fremdbiografie* *→ Singuläre Biografie* *→ Historische Biografie* *→ Sammelbiografie* *→ Regionale Biografie*
Eigenerzählung, die	Möglichkeit zur Einleitung eines Biografiegesprächs; es werden dabei (gut dosierte) Informationen z. B. aus dem eigenen Alltag oder heutigen Erleben gegeben; es eignen sich → Niederschwellige Gesprächsthemen. *Siehe auch:* *→ Eisbrecherfrage, Eisbrecherfunktion* *→ Stories*
Eingeschränkte Orientiertheit, die	Eine Einschränkung der → Orientiertheit liegt vor, wenn eine Dimension (hier: Form) der Orientiertheit beeinträchtigt ist. Diese Einschränkungen werden meist detailliert beschrieben. Eine Einschränkung einer Form der Orientiertheit muss nichts über die anderen Formen aussagen! Jemand kann z. B. zeitlich orientiert sein, aber nicht situativ (auch andere Kombinationen sind möglich!). Die Einschränkung der personalen Orientiertheit gilt als die schwerwiegendste.

Eingeschränkte Orientiertheit, die	*Es gibt unterschiedliche Formen der Orientiertheit:* *→ Zeitliche Orientiertheit* *→ Örtliche (auch: räumliche) Orientiertheit* *→ Situative Orientiertheit* *→ Personale Orientiertheit (auch: Orientiertheit zur Person)*
Einschlafritual, das	Besonders in der GPB Demenzbetroffener sind → Rituale wichtig. Das betrifft auch das Einschlafen bzw. das Zubettgehen. Nach Johannes Kemper (Kemper 1995) bewähren sich hier sogenannte „einfache Lösungen", die es dem/der Betroffenen erleichtern, sich in der Situation zurechtzufinden. Es sollte daher der schrittweise Wechsel vom Tag zur Nacht spürbar sein, zum Beispiel wird immer im selben Rhythmus erst noch gelüftet, dann die Vorhänge zugezogen, dann ein Schluck Tee angeboten etc. In vielen Einrichtungen zur GPB legt man daher Wert darauf, dass das Bett tagsüber zugedeckt ist (Tagesdecke) und erst am Abend als Teil dieses Rituals wieder Polster und Bettdecke sichtbar werden. *Siehe auch:* *→ Normalitätsprinzip* *→ Ritual* *→ Tagesstrukturierung*
Einstiegsfrage, die	Frage, die beim → Biografiegespräch den Einstieg erleichtern soll
Eisbrecherfrage, Eisbrecherfunktion, die	Die → Eigenerzählung (= der/die Befragende erzählt ein wenig über sich selbst) kann ein Biografiegepräch sehr gut einleiten. Allerdings soll das themenbezogen geschehen, z. B. mit einer eigenen (aktuellen) Erfahrung, etwa zum kalten Winter draußen oder der Hektik in der Früh. Es soll sich in der Regel also um niederschwellige Themen handeln. Das kann den/die Geprächspartner*in mitten ins Plaudern bringen und verringert außerdem die Asymmetrie in der Kommunikation. Es gibt dann nicht mehr Fragende und Befragte, sondern ein kommunikatives Miteinander. Eisbrecherfragen sollen Angst nehmen und den Einstieg in Gesprächssituationen erleichtern. *Siehe auch:* *→ Asymmetrische Kommunikation* *→ Biografiearbeit* *→ Stories*

Emotion, die Emotionen, die	Gefühle *Siehe auch:* *→ Affekt*
Emotionale Erreichbarkeit, die	Erreichbarkeit auf der Gefühlsebene kommt in der GPB besonders zum Tragen, wenn Worte nicht mehr verstanden werden (z. B. bei Demenzbetroffenen) Emotional kann jemand z. B. über Musik oder Berührungen erreicht werden. *Siehe auch:* *→ Reaktivierung* *→ Tertiärgedächtnis* *→ Basale Stimulation* *→ Sensorische Aktivierung*
Empathie, die	Einfühlungsvermögen
Endogene Sturzrisikofaktoren, die	Sturzrisikofaktoren, die in der Person selbst liegen, z. B. Schwindel, Sehstörungen, Gangstörungen, Gleichgewichtsprobleme etc. *Siehe auch:* *→ Exogene Sturzrisikofaktoren* *→ Sturzhose* *→ Bewegung in der GPB* *→ Sturzanamnese*
Episodisches Gedächtnis, das	Siehe → Gedächtnisspeicher-Modell, inhaltlich
Erinnerungskiste, die	Einfache Kiste (z. B. eine Schuhschachtel), die ansprechend aufbereitet und mit Alltagsgegenständen gefüllt wird. Erinnerungskisten können unterschiedlich gestaltet sein, so ist z. B. die individuelle Befüllung (welche Gegenstände sind für eine bestimmte Person bedeutsam?) möglich, aber auch thematische Sammlungen von Gegenständen (z. B. Gegenstände zum Kochen, Waschen, Sport treiben usw.). Optimal ist, wenn dabei verschiedene Sinne angesprochen werden (Geruchssinn, Tastsinn, Sehsinn etc.). Die Gegenstände aus der Kiste können in unterschiedlichen Settings (im Einzelsetting für eine Person, im Rahmen des → Gedächtnistrainings etc.) ausgeräumt werden. Erinnerungskisten geben Anlass zu Gesprächen über das jeweilige Thema.

Erinnerungs-kiste, die	*Siehe auch:* *→ R.O.T.* *→ Aktivierung* *→ Gedächtnistraining*
Erinnerungs-pflege, die	Schaffen von Settings, die zur Erinnerung anregen und vor allem positive Erinnerungen ermöglichen. *In der GPB wird heute angenommen, dass Menschen sich am besten an die Zeit zwischen dem 15. und 30. Lebensjahr erinnern (Coleman 1985; Böhm 1999).* *Siehe auch:* *→ Biografiearbeit* *→ Prägung* *→ Reminiszenz*
Erlebens-orientierte Pflege, die	Siehe → MPBM
Erlernte Hilf-losigkeit, die	Hilflosigkeit, die trotz vorhandener (oder grundsätzlich wieder aktivierbarer) → Ressourcen entsteht. Grund dafür ist: jemand erlebt, dass ein Aktivwerden keine Auswirkungen hat, also „folgenlos" bleibt, glaubt nicht mehr an die eigenen Fähigkeiten und unterlässt es schließlich, sich aktiv an bestimmten Handlungen zu beteiligen. Die Folge ist erlernte Hilflosigkeit; der Begriff geht auf Seligmann zurück. Damit dieses Aktivwerden (z. B. bei der Körperpflege) aber möglich ist, muss die → Adaptionszeit des älteren Menschen beachtet werden. *Siehe auch:* *→ Adaptionszeit* *→ Bewegung* *→ Freiheitsbeschränkende Maßnahmen* *→ Krankheitsgewinn* *→ Reaktanz* *→ Ressourcen* *→ Iatrogen*
Erlernte Inkontinenz, die	Inkontinenzform, die durch Überversorgung mit Inkontinenzartikeln entsteht, obwohl die Betroffenen allein oder in Begleitung die Toilette aufsuchen könnten. Die vorhandene → Ressource der selbstständigen, gezielten Blasenentleerung (meist geht es um Harninkontinenz) wird aufgeben und geht letztlich verloren. Mitunter wird aufgrund von → Hospitalismus oder → Deprivation auch die Zuwendung in Zusammenhang mit der Inkontinenzversor-

	gung als „Benefit“ empfunden, Inkontinenz kann die Folge sein (wichtig: es handelt sich um einen Prozess, der den Betroffenen nicht bewusst ist! Vorbeugen kann man, in dem man auch kontinenten Bewohner*innen Aufmerksamkeit widmet). *Siehe auch:* *→ Psychischer Hospitalismus* *→ Deprivation* *→ Inkontinenz (hier werden alle Formen aufgezählt, die in der GPB von besonderer Bedeutung sind)*
Erreichbarkeitsstufen nach Erwin Böhm, die (auch: Interaktionsstufen)	Böhm hat in seinem → Psychobiografischen Pflegemodell sieben Erreichbarkeitsstufen beschrieben. Sie sollen modellhaft die Lebensphasen darstellen, die Demenzbetroffene quasi „rückwärts“ durchlaufen. Die erste Stufe (Sozialisation) stellt den erwachsenen Menschen dar, die letzte Stufe (Urkommunikation) entspricht der eines Säuglings. Für Böhm soll sich die Pflegeperson (besonders, so sie im Modell und seiner Anwendung geschult ist) in allen Anteilen der Kommunikation und Interaktion auf die jeweilige Stufe einstellen. 1. Sozialisation: Erreichbarkeit auf der Ebene eines Erwachsenen 2. Mutterwitz: Erreichbarkeit auf der Ebene des Jugendlichenalters, d.h. über Humor; gesprochen wird, „wie einem der Schnabel gewachsen ist“ (Böhm 1999, S. 186) 3. Seelische, soziale Grundbedürfnisse: Erreichbarkeit auf der „nächsttieferen“ Ebene (was ist/war jemandem ein tiefes soziales oder seelisches Bedürfnis?) 4. Prägungen: Erreichbarkeit über fest Verankertes, Eingespieltes, Ritualisiertes, das Vertrauen oder Sicherheit vermittelt 5. Höhere Antriebe: Erreichbarkeit auf der Ebene von Triebwünschen, z. B. Schönheit, → Ich-Wichtigkeit 6. Intuition: Erreichbarkeit auf der Ebene der frühen Kindheit; es können auch Märchen oder Mythen eine Rolle spielen 7. Urkommunikation: Erreichbarkeit auf der Interaktionsstufe eines Säuglings, z. B. Berührungen, Singen *Siehe auch:* *→ Retrogenesemodell* *→ Demenzstadien nach Reisberg*

Essbiografie, die (auch: Essbiografie nach Biedermann, die)	Teil der Lebensgeschichte, die sich auf die Bedeutung des Essens bezieht. Erfragt wird zum Beispiel: was wurde wann und wie gern oder ungern gegessen, welche Bedeutung hat das Essen für jemanden, was steht damit in Zusammenhang (z. B. Kochen, bestimmte Rituale) etc. Die Essbiografie dient insgesamt der Verbesserung der Esssituation und Nahrungsaufnahme, soll aber grundsätzlich (und auch vorbeugend) erhoben werden. In der Essbiografie nach Biedermann wird das Essen als → Basale Stimulation verstanden. *Siehe auch:* *→ Biografie* *→ Basale Stimulation* *→ Inappetenz*
Etikettierung, die (Soziologie)	Vorgang, bei dem einem Menschen ein „Etikett" (in Form einer bestimmten Vorstellung über ihn) zugewiesen wird. Die Folge kann sein, dass sich der, der ein solches Etikett „erhält", auch entsprechend verhält. Kurz: wird jemand behandelt, als wäre er abhängig und hilflos, kann es sein, dass er sich tatsächlich in die Rolle des Abhängigen und Hilfsbedürftigen begibt. Weder die „Etikettierung" noch die „Anpassung" an das Etikett geschehen bewusst. Etikettierungen können „positiv" und „negativ" sein. *Siehe auch:* *→ Altersstereotyp* *→ Sozialer Abstieg, Stufen*
Exogene Sturzrisikofaktoren, die (Vermeidung)	Sturzrisikofaktoren (auch: externe Sturzrisikofaktoren), die im Umfeld (z. B. Wohnumfeld), aber auch außerhalb (z. B. Glatteis) liegen können. Sie werden von endogenen (auch: internen) Sturzrisikofaktoren unterschieden, die in der Person selbst liegen, wie z. B. Schwindel, Sehstörungen, Gangstörungen, Gleichgewichtsprobleme etc. Oft können exogene Sturzrisikofaktoren leichter beeinflusst werden als → Endogene Sturzrisikofaktoren. *Siehe auch:* *→ Endogene Sturzrisikofaktoren* *→ Sturzhose* *→ Bewegung in der GPB* *→ Sturzanamnese* *→ Stolperfallen*
Exsikkose, die	Austrocknung *Jemand ist exsikkiert.*

Externale Strategien, die	Bezeichnung für „äußere" Merkhilfen, typische Beispiele sind Notizzettel, der berühmte „Knoten im Taschentuch" oder Einkaufslisten *Siehe auch:* *→ SOK*
Externe Sturzrisikofaktoren, die	→ Exogene Sturzrisikofaktoren
Fallarbeit, die	Zugang aus der sozialen Arbeit, der auch in der GPB übernommen wurde. Fallarbeit meint nicht die abwertende Reduzierung eines Menschen auf einen „Fall", sondern im Gegenteil die mehrschichtige Betrachtung seiner Lebenssituation. Fallarbeit kommt besonders in Form von Fallbesprechungen (auch: → Bewohnerbesprechung) zum Ausdruck. Günstigerweise sind daran unterschiedliche Berufsgruppen beteiligt, was den Blickwinkel wiederum multiperspektivisch macht. *Siehe auch:* *→ Bewohnerbesprechung* *→ Biografiearbeit* *→ Bio-Psycho-Soziales Modell* *→ Lebensweltorientierung*
Feil, Naomi	Begründerin der → Validation, *1932 Naomi Feil begründete die Validation, als sie feststellte, dass sich für bestimmte Demenzstadien oder -formen die Orientierung an der Realität nicht eignet. *Konkret: Sobald es nicht mehr gelingt, Menschen an der „Außenwelt" zu orientieren, versucht man, in die „innere" Welt des älteren Menschen zu gelangen und auf dieser Grundlage zu kommunizieren.*
Filiale Reife (Angehörigenarbeit), die	Beschreibt einen Teil der Beziehung eines erwachsenen Kindes zu den Eltern und meint insgesamt das Verständnis für die Situation der älter werdenden Eltern (können z. B. sinnvolle Einschätzungen gegeben und evtl. angemessene Hilfestellungen initiiert werden oder aber wird die Situation verkannt?) (Van de Ven 2004) *Siehe auch:* *→ Parenterale Reife*

Fingerfood, das	Bereitstellen von Nahrungsmitteln bzw. kleinen Häppchen, die auch ohne Zuhilfenahme von Besteck gegessen werden können. Fingerfood kommt besonders bei Demenzbetroffenen zum Einsatz, da so einfacher und unabhängiger gegessen werden kann. Auch in Zusammenhang mit dem sogenannten → Wandern spielt es eine Rolle, da Demenzbetroffene sich hier oft viel bewegen und kaum zum Hinsetzen motiviert werden können. Fingerfood kann auch „mitgenommen" werden. *Siehe auch:* *→ Eat by Walking* *→ Buffet* *→ Wandern*
Fluide Intelligenz, die	Fähigkeit, sich auf neue Situationen einzustellen und darin zu orientieren; Fähigkeit, sich dabei umstellen, kombinieren und mit Veränderung umgehen zu können. Im Alter oft schwerer einzusetzen als die → Kristalline Intelligenz. *Siehe auch:* *→ Gedächtnisspeichermodelle* *→ Kristalline Intelligenz*
Folklore, die	Hier: Sprichwörter, Redensarten, Gedichte, Lieder und Texte, die jemanden ein Leben lang (besonders im jüngeren Lebensalter) begleitet haben. Sie können eingesetzt werden, um Interesse zu wecken und Interaktionen zu beginnen (siehe auch → Sprichwörter). *Begriff im → Psychobiografischen Pflegemodell nach → Böhm*
Fragetechnik, die	Zentrales Element der → Validation, wobei man z. B. a) mittels unterschiedlicher Techniken dem, was Demenzbetroffene gerade erleben und wahrnehmen, näher kommen will b) unterschiedliche Formen der Entlastung und des Wohlbefindens ermöglichen will *Siehe auch:* *→ Polarität* *→ Ansprechen bevorzugter Sinnesorgane* *→ Umformulieren* *→ Mehrdeutigkeit* *→ Wann-wo-was-wie-Fragen* *→ Spiegeln* *→ Zentrieren*

Frailty	Gebrechlichkeit
Freiheitsbeschränkende Maßnahme, die	Maßnahmen, die die Freiheit eines Menschen einschränken (und damit einen Eingriff in die Persönlichkeitsrechte darstellen). Sie sind in Österreich im Heimaufenthaltsgesetz geregelt und dürfen nur unter bestimmten Bedingungen (z. B. Gefährdung des Lebens oder der Gesundheit der betroffenen Person oder anderer) zum Einsatz kommen. Davor muss die Wirksamkeit → Gelinderer Mittel ausgeschlossen sein. Freiheitsbeschränkende Maßnahmen dürfen nur unter Einhaltung bestimmter Standards und nur von bestimmten Berufsgruppen und nur für bestimmte Zeiträume angeordnet und umgesetzt werden; sie müssen genau dokumentiert werden. Dauern sie länger als 48 Stunden an, muss von der Einrichtungsleitung ein ärztliches Zeugnis, Gutachten oder eine andere, ärztliche Aufzeichnung eingeholt werden. Achtung: wenn die FBM hier auch als Intervention gekennzeichnet ist, so darf sie nur das letzte Mittel der Wahl sein und nur unter Anwendung der gültigen, gesetzlichen Bestimmungen zur Anwendung kommen. *Siehe auch:* *→ Versorgend-verwahrende Pflege* *→ Bewegung*
Fremdbiografie, die	Biografie, die nicht vom Betroffenen selbst erzählt wird (im Unterschied zur → Eigenbiografie); Eigen- und Fremdbiografie können stark voneinander abweichen. *Siehe auch:* *→ Autobiografie* *→ Singuläre Biografie* *→ Historische Biografie* *→ Sammelbiografie* *→ Regionale Biografie*
Frontotemporale Demenz, die (auch: Pick-Demenz, die)	Demenzerkrankung mit Untergang von Nervenzellen im Frontal- bzw. Temporalhirn (= Stirn- bzw. Schläfenlappen), wobei der Verlauf durch Persönlichkeitsveränderungen und Veränderungen im (zwischenmenschlichen) Verhalten gekennzeichnet ist; typisch sind Konzentrationsstörungen und Reizbarkeit, es kann zu herausforderndem („aggressivem") Verhalten kommen, ebenso zur Enthemmung (z. B. mit Verletzung sozialer Normen, sexueller Enthemmtheit oder auch Heißhunger), möglich sind ebenso Gleichgültigkeit oder Selbstvernachlässi-

Frontotemporale Demenz, die (auch: Pick-Demenz, die)	gung (Buijssen 2014). Es folgen meist Sprach- und Wortfindungsstörungen (siehe → Aphasie). *Unter dem Begriff der Frontotemporalen Demenz werden meist folgende drei Typen zusammengefasst:* *1. die → Frontotemporale Demenz (hier fallen die Verhaltensänderungen besonders auf)* *2. die → Semantische Demenz (hier stehen die Sprachstörungen im Vordergrund)* *3. die → Progrediente nichtflüssige Aphasie (hier sind ebenfalls die Sprachstörungen zentral, wobei Sprechen und Wortfindung besonders schwer fallen [Deutsche Alzheimergesellschaft o. A.])*
FTD	Siehe → Frontotemporale Demenz
Fühlkissen, das	Polster, Kissen, dessen Oberfläche aus unterschiedlichen Materialen besteht. Fühlkissen sollen besonders Demenzbetroffenen die Möglichkeit → Taktil-haptischer Stimulation geben. Zu beachten ist, dass davon keine Gefahr ausgehen darf (dass sie sich also nicht lösen und z. B. verschluckt werden können, dass sie keine Verletzungen erzeugen können etc.). *Siehe auch:* *→ Basale Stimulation* *→ Taktil-haptische Stimulation* *→ Greifbrett* *→ Nesteldecke*
Funktionale Inkontinenz, die	Inkontinenzform, die nicht (allein) auf physische Probleme zurückzuführen ist. Es spielen andere Faktoren (oft in Summe) eine Rolle. So ist es möglich, dass jemand die Toilette nicht allein aufsuchen und/oder seine Kleidung nicht zeitgerecht öffnen kann – bedingt durch Einschränkungen in → Mobilität oder auch → Kognition, was eben in demenziellen Erkrankungen, gestörter Feinmotorik, verminderten Reflexen, Depression und vielem mehr begründet sein kann. Man begegnet der funktionalen Inkontinenz, indem man möglichst alles ausgleicht, was den Betroffenen die gezielte und zeitgerechte Blasenentleerung erschwert. Das können z. B. Orientierungshilfen, eine Toilette in der Nähe und/oder leicht und schnell zu öffnende Kleidung (oder aber entsprechende, feinmotorische Übungen) sein. *Siehe auch:* *→ Inkontinenz (hier werden alle Formen aufgezählt, die in der GPB von besonderer Bedeutung sind)*

Funktions-pflege, die ⊙	Form der Pflege, in der nach „Funktion" (z. B. Blutdruck messen bei allen Bewohner*innen durch eine Pflegeperson, Körperpflege bei allen Bewohner*innen durch eine andere Pflegeperson etc.) versorgt wird. *Die Funktionspflege gilt heute besonders in der GPB als überholt und wurde durch die → Bezugspflege bzw. die Bereichspflege ersetzt.*
Fürsorge, vorausspringende und einspringende, die	In Zusammenhang mit der → Seneszenzkrise bedeutsame Begriffe: Pflege soll vorausspringend unterstützen, wenn Menschen sich im Alter Fähigkeiten wieder aneignen sollen. Pflege soll einspringend unterstützen, wenn Reaktivierung nicht mehr möglich oder angezeigt scheint (Raven 2009, S. 163f.). *Für Raven ist dabei wichtig, dass Pflegende professionalisiert sind und sich z. B. an der Lebenswelt der Betroffenen orientieren.* *Siehe auch:* *→ Lebensweltorientierung* *→ Seneszenzkrise*
GDS Geriatrische Depressions-Skala, die	Instrument zur Erhebung einer möglichen Depression bei älteren Menschen; anhand 15 zu beantwortender Fragen zum Befinden (mit Fokus auf z. B. Langeweile, Sinnhaftigkeit, Hoffnung, Stimmungslage etc.) werden Punkte vergeben, die Auswertung erfolgt nach Schema. *Siehe auch:* *→ Assessment, geriatrisches* *→ Basis-Assessment, geriatrisches*
Gedächtnis-speicher-Modelle, die ⊙	Es handelt sich bei den Ideen des „Gedächtnisspeichers" um modellhafte Vorstellungen. Ziel in der GPB ist, sich ein Bild darüber zu machen, auf welche Weise das Gedächtnis des Demenzbetroffenen bzw. des älteren Menschen gut ansprechbar ist, und entsprechend zu adressieren. Unterschieden wird zwischen: Gedächtnisspeichern auf inhaltlicher Ebene → Gedächtnisspeicher-Modell, inhaltlich und Gedächtnisspeichern auf zeitlicher Ebene → Gedächtnisspeicher-Modell, zeitlich Eine eigene Rolle spielt das → Tertiärgedächtnis. *Es gibt in der Literatur keine einheitliche Klassifizierung, in der GPB haben sich aber die beschriebenen Modelle durchgesetzt.*

Gedächtnis-speicher-Modell, inhaltlich, das	Modellhafte Vorstellung von Gedächtnisspeichern, aus denen je unterschiedliche Inhalte abgerufen werden. Üblich sind z. B. – Episodisches Gedächtnis: enthält die Ereignisse der eigenen Biografie, und zwar zeitbezogen („ich bin 1935 geboren, meine Tochter ist 1955 geboren"), oder z. B. Informationen wie: der letzte Umzug, der erste Urlaub, der Hochzeitstag etc. – Semantisches Gedächtnis: enthält Wissen (bzw. Information), das man sozusagen „intus" hat, ohne benennen zu können, wann, wo und wie es erworben wurde, z. B. Allgemeinwissen oder Kenntnis und Regeln der Muttersprache. – Prozedurales Gedächtnis: enthält Fertigkeiten, die man durchführt, ohne nachzudenken, z. B. Ankleiden, fixe Abläufe, Alltagshandlungen. – Priming-System: hier werden Dinge wiedererkannt, die mit bestimmten Reizen verbunden sind (z. B. die Kennmelodie einer Fernsehsendung, ein bestimmtes Symbol steht für ein Nahrungsmittel etc.) – Perzeptuelles Gedächtnis: hier werden bekannte Gegenstände zugeordnet, da sie bestimmte Merkmale besitzen (z. B. Milch, obwohl sie sich einmal im Glas, einmal in der Milchkanne befindet). *Siehe auch:* *→ Gedächtnisspeichermodell, zeitlich* *→ Tertiärgedächtnis*
Gedächtnis-speicher-Modell, zeitlich, das	Modellhafte Vorstellung von Gedächtnisspeichern, in denen Inhalte unterschiedlich lang gespeichert werden. – Ultrakurzzeitgedächtnis: Inhalte werden wenige Sekunden lang gespeichert – Kurzzeitgedächtnis: Inhalte werden bis maximal wenige Tage gespeichert – Langzeitgedächtnis: Inhalte werden über Jahrzehnte gespeichert *Siehe auch:* *→ Gedächtnisspeichermodell, zeitlich* *→ Tertiärgedächtnis*
Gedächtnis-training, das	Heute meist in Form des → R.O.T. angeboten. Grundsätzlich geplante und strukturierte Einheiten mit dem Angebot unterschiedlicher Übungen zum Training der Gedächtnisleistung (aber auch, um „nur" ein soziales Ereignis zu bieten); im Rahmen der Übungen können z. B. Namen, Zahlen, Buchstaben, Orte, Begriffe aus dem Alltagsleben Thema sein (vorzugsweise solche, die Bezug zu bekannten Dingen und Situationen haben). Denkbar ist prinzipiell alles, was Interesse erzeugt und den Beteiligten Spaß macht; sinnvoll sind natürlich Inhalte, die die Alltagskompetenzen erhöhen.

	Beliebt sind auch Jahreszeiten oder Monate (weil sie, wie das Wettergeschehen, jeden Menschen betreffen und jeder damit Erfahrungen hat). Es können dabei alle Dimensionen der → Orientiertheit angesprochen werden; Gedächtnistraining wird von geschulten Personen angeboten und durchgeführt. *Siehe auch:* *→ R.O.T.* *→ Erinnerungskiste* *→ Orientiertheit*
Gelindere Mittel, die	Mittel, die nachweislich ausprobiert worden sein müssen, bevor eine → Freiheitseinschränkende Maßnahme zum Einsatz kommt Es kann sich dabei um Gesprächstechniken handeln, die der → Validation entstammen, um Mittel aus der → Aromapflege (z. B. Lavendel), oder um andere Versuche, Freiheitseinschränkungen zu vermeiden. Der Begriff „gelindere Mittel" zielt auf den Einsatz „milderer" Maßnahmen, bevor eine Maßnahme zum Einsatz kommt, die schwerer in das Leben eines Menschen eingreift.
Generationenwohnen, das	Wohnform, in der ältere und jüngere Menschen unter einem Dach wohnen (gewissermaßen der Großfamilie nachempfundene Form); Generationenwohnen gibt es in Einrichtungen zur GPB oder Wohngemeinschaften.
Geragogik, die	→ Gerontagogik
Geriatrie, die	Altersheilkunde *Teilgebiet der Medizin, das sich mit den Erkrankungen des Alters beschäftigt* *Siehe auch:* *→ Geriatrische Pflege, die*
Geriatrische Is, die Geriatric Is, die	→ Alterssyndrome

Geriatrische Pflege, die	Pflege und Betreuung älterer Menschen. Sie beschäftigt sich damit, wie Menschen, die geriatrische Erkrankungen haben, pflegerisch zu versorgen und betreuen sind, aber auch damit, wie Fähigkeiten und → Ressourcen möglichst lange erhalten oder aber wieder hervorgeholt werden können. Geriatrische Pflege erfordert (auch) Kenntnisse der → Geriatrie, → Gerontopsychiatrie und → Gerontologie. *Es gibt keine allgemeingültige Definition.*
Geriatrische Syndrome, die	→ Alterssyndrome
Geriatrisches Assessment, das	→ Assessment, geriatrisches
Gerontagogik, die	Die Begriffe, die sich aus Ger-, Geronto- und Abwandlungen des Begriffs Pädagogik zusammensetzen, wollen die Phänomene, mit denen sich Pädagogik beschäftigt (grundsätzlich also Erziehung und Bildung) in adaptierter, also angepasster Form auch auf die Lebensphase des Alters bzw. das Altern anwenden. *Siehe auch:* *→ Paternalismus* *→ Beratung Älterer*
Gerontologie, die	Alternswissenschaft, Wissenschaft vom Altern *Siehe auch:* *→ Geriatrie*
Gerontopädagogik, die	→ Gerontagogik
Gerontopsychiatrie, die	Teilgebiet der Geriatrie (bzw. Psychiatrie). Sie beschäftigt sich mit psychischen Erkrankungen, die im Alter häufig zu finden sind. *Siehe auch:* *→ Multimorbidität* *→ Polypharmazie*
Gerotranszendenz, die	Vom Soziologen L. Tornstam entwickeltes Konzept, demzufolge Menschen im Alter besonders hohe Lebenszufriedenheit erreichen können, wenn sie ihre Werte sozusagen neu ordnen und anstelle der Lebensziele früherer Jahre eine transzendente (d. h. das eigentlich Erfahrbare überschreitende) Sichtweise tritt.

	Gerotranszendenz kann dem → Qualitativen Verlaufsmodell zugeordnet werden. *Siehe auch:* *→ Alternstheorien* *→ Qualitatives Verlaufsmodell*
Geschlossene Frage, die	Frage, die mit „Ja“ oder „Nein“ beantwortet werden kann Geschlossene Fragen sind gut für die Kommunikation mit → Demenzbetroffenen oder Menschen mit → Dysarthrie geeignet, wenn man eine Information erhalten möchte. Zum → Biografiegespräch eignen sie sich nicht, weil dabei ja zum Plaudern und Erzählen animiert werden soll. *Siehe auch:* *→ Datenerhebung bei Biografiearbeit* *→ Offene Frage*
Gesprächsorientierte Biografiearbeit, die (auch: Interaktionsorientierte Biografiearbeit, die)	Form der Biografiearbeit, die vorwiegend auf das Miteinander im biografischen Gespräche zielt, und von der nicht unbedingt Aktivitäten abgeleitet werden. Formen der gesprächsorientierten Biografiearbeit können zum Beispiel auch vorliegen, wenn Demenzbetroffene in sehr späten Stadien mit Reizen (Gerüche, Musik, Geschmack) angeflutet werden (hier findet dann eher → Interaktion statt, die Freude machen und mit Reizen anfluten soll, Ziel ist in der Situation aber weniger die → Aktivierende Pflege). *Siehe auch:* *→ Biografiearbeit* *→ Aktivitätsorientierte Biografiearbeit* *→ Psychobiografisches Pflegemodell*
Gewalt, die	Es gibt keine allgemeingültige Gewaltdefinition, allerdings zwei unterschiedliche Zugänge in der Frage, was Gewalt ist. 1. Der Versuch, Gewalt über z. B. Form und Ablauf zu definieren (z. B. körperliche, seelische, finanzielle Gewalt usw.) 2. „Opferbezogene“ Definition, d. h. das, was von jemandem als Gewalt erlebt wird, ist für ihn oder sie Gewalt (vgl. für die Pflege und Betreuung z. B. Kemper 2000). Zu 1.: Gewalt ist gemäß WHO-Definition „Der absichtliche Gebrauch von angedrohtem oder tatsächlichem körperlichem Zwang oder physischer Macht gegen die eigene oder eine andere Person, gegen eine Gruppe oder Gemeinschaft, der entweder konkret oder mit hoher Wahrscheinlichkeit zu Verletzungen, Tod, psychischen Schäden, Fehlentwicklung oder Deprivation führt.“ (WHO 2003, S. 6)

Gewalt, die	Zu 2.: Hier ist wichtig, dass auch dann etwas als Gewalt erlebt werden kann, wenn dies nicht beabsichtigt war, denn: „Gewalt wird aus Sicht des geschädigten Opfers definiert und Aggression aufgrund der Intention des Täters. Folglich geht Gewalt nur dann auf Aggression zurück, wenn der Täter den Wunsch und das Bedürfnis eines Opfers zwar kennt, aber dennoch missachtet. Die Fälle, in denen unwissentlich und damit unbeabsichtigt vernachlässigt wurde, sind zwar Fälle von Gewalt, aber nicht von Aggression." (Kemper 2000, S. 162)
	
	Mögliche Formen, Gewalt zu klassifizieren, sind:
	→ Direkte Gewalt
	→ Indirekte Gewalt, und hier wieder:
	  → Strukturelle Gewalt
	  → Institutionelle Gewalt
	
	Siehe auch:
	→ *Aggression*
	→ *Direkte Gewalt*
	→ *Indirekte Gewalt*

Go-Go	Hier: Älterer Mensch, der keine Unterstützung benötigt. Go-Gos werden von → Slow-Gos und → No-Gos unterschieden. *Diese – aus dem angloamerikanischen Raum stammende – Unterscheidung orientiert sich nicht am Lebensalter, sondern am Grad der Abhängigkeit.* *Siehe auch:* → *Abhängigkeitsgrad* → *Altersabschnitte* → *Alternsformen*
GPB	Gerontologische Pflege und Betreuung
Greifbrett, das	Leichtes Brett, das → Demenzbetroffenen Reize bieten soll und mit entsprechenden Materialien ausgestattet ist, wobei harte, weiche und unterschiedliche geformte Materialien zum Einsatz kommen können. Zu beachten ist, dass davon keine Gefahr ausgeht (dass sie sich also nicht lösen und z. B. verschluckt werden können, dass sie keine Verletzungen erzeugen können etc.). *Siehe auch:* → *Basale Stimulation* → *Taktil-haptische Stimulation* → *Fühlkissen* → *Nesteldecke*

Grund- und Nachholbedürfnisse, die	Im → Psychobiografischen Pflegemodell versucht man, herauszufinden, welche Bedürfnisse jemandem besonders wichtig waren und sind (um darauf reagieren zu können). Man geht dabei davon aus, dass sich Bedürfnisse grundsätzlich (und nach Alter, besonders bei Erkrankung sowie durch den Aufenthalt in einer Einrichtung zur GPB) verändern können. Für die Nachholbedürfnisse gilt, dass dabei auch (früh)kindliche Wünsche, wie z.B. das Umsorgtsein wieder bedeutsam werden können. Das kann besonders bei (demenzieller) Erkrankung der Fall sein. *Siehe auch:* *→ Prägung* *→ Biografiearbeit* *→ Ich-Wichtigkeit* *→ Ich-Integrität* *→ Regression*
Grundtypenzuordnung, die	Im → Psychobiografischen Pflegemodell versucht man, Menschen einem der beiden Grundtypen (→ Sympathikoton, → Parasympathikoton) zuzuordnen und dann Interaktion sowie Pflege- und Betreuungsplanung darauf abzustimmen. *Dies alles erfolgt immer auf Grundlage der Biografie und unter Berücksichtigung der jeweiligen Erreichbarkeitsstufe.* *Siehe auch:* *→ Biografiearbeit* *→ Erreichbarkeitsstufen* *→ Demenz* *→ Demenzstadien*
Gustatorische Stimulation, die (auch: Orale Stimulation, die)	Versuch, Menschen über angenehme Geschmacksreize anzufluten (kann zum Beispiel bei der Mundpflege geschehen, d. h. es werden dazu vertraute und angenehm schmeckende Flüssigkeiten verwendet), es kann aber auch versucht werden, Menschen bei Sondenernährung trotzdem Geschmacksreize zuzuführen. Dazu können z. B. geschmacksintensive Speisen in Kompressen eingewickelt und in die Wangentasche gelegt werden. (Mögliche Aspirationsgefährdung beachten!) Auch das Essen selbst kann als → Basale Stimulation begriffen werden. *Gustatorische Stimulation ist Teil der → Basalen Stimulation, es handelt sich dabei um eine von unterschiedlichen Möglichkeiten der Anflutung mit Reizen.* *Siehe auch:* *→ Basale Stimulation* *→ Essbiographie*

Habituation, die	Hier: Gewöhnung an dauernde Reizarmut und Isolation, die mit verminderter Reaktionsbereitschaft auf Reize einhergeht. Während bei der Sensibilisierung die Reaktionen auf Reize eher stärker werden, ist bei der Habituation das Gegenteil der Fall. *Siehe auch:* *→ Autostimulation* *→ Deprivation* *→ Hospitalismus*
Hausverstand, der	Verstand, der „von Haus aus da ist" , auch mit gesundem Menschenverstand übersetzbar (in Deutschland nicht gebräuchlich). Im → Psychobiografischen Pflegemodell nach → Böhm spielt der Begriff bei der Auswertung von Daten der → Biografie eine Rolle; bestimmte Daten sollen per Hausverstand interpretiert werden. „In der Pflege muss es", so Erwin Böhm, „darum gehen, die Lebensgeschichterln per Hausverstand interpretieren zu lernen" (Böhm 1999, S. 267). *Siehe auch:* *→ Biografiearbeit* *→ Erinnerungspflege* *→ Datenerhebung bei Biografiearbeit* *→ Interpretation von Daten*
Hemineglect, der	→ Neglect, der nur eine Körperhälfte betrifft; es ist also die Fähigkeit zur → sensorischen Wahrnehmung einer Körperhälfte und ihrer Umgebung eingeschränkt *Siehe auch:* *→ Bobath-Konzept*
Hemiparese, die	„mildere", nicht vollständige Lähmung einer Körperhälfte *Siehe auch:* *→ Hemiplegie*
Hemiplegie, die	Vollständige Lähmung einer Körperhälfte *Siehe auch:* *→ Hemiparese*

Herausfordern-des Verhalten, das	Meint grundsätzlich Verhaltensweisen, die entweder den davon Betroffenen oder seine Umwelt herausfordern. Es kann sich dabei um Verhalten handeln, das zu Selbstschädigung führt, ebenso aber um Verhalten, das andere Menschen oder die Umwelt (z. B. Gegenstände) schädigt. Es muss dabei nicht unbedingt Schädigungsabsicht (wie bei der → Aggression) vorliegen. *Siehe auch:* *→ BPSD* *→ Gewalt* *→ Aggression* *→ Freiheitseinschränkende Maßnahme*
HILDE (Heidelberger Instrument zur Erfassung der Lebensqualität bei Demenz)	Assessment-Instrument, das die Lebensqualität Demenzbetroffener erfassen soll; es wird dabei auf die Bereiche der räumlichen Umwelt, Betreuungsqualität, Verhaltenskompetenz, des medizinischen Status (und hier auch bezogen auf die Fähigkeiten) sowie Erleben und Befindlichkeit fokussiert. Zur Auswertung werden – je nach Bereich – z. B. Untersuchungsergebnisse, Interviews mit den Betroffenen, Pflegenden und Angehörigen oder Pflegedokumentationen herangezogen. Das Instrument zeichnet sich somit durch einen hohen Reflexionsgrad aus. *Siehe auch:* *→ Assessment, geriatrisches* *→ Basis-Assessment, geriatrisches*
Historische Biografie	Meint die geschichtlichen und historischen Ereignisse, die zu einer bestimmten Zeit für ein bestimmtes Land gelten, sozusagen „das, was im Geschichtsbuch steht“ – während die → Singuläre Biografie sich auf das persönliche Erleben des Einzelnen bezieht *Siehe auch:* *→ Autobiografie* *→ Fremdbiografie* *→ Singuläre Biografie* *→ Sammelbiografie* *→ Regionale Biografie*
Hochaltrigkeit, die	Es gibt keine einheitliche Definition für den Begriff; derzeit wird darunter vielfach ein Lebensalter ab 80 Jahren verstanden. *Siehe auch:* *→ Altersabschnitte* *→ Altersformen*

Höhere Antriebe, die	Stufe fünf (von sieben) nach Erwin Böhms → Erreichbarkeitsstufen *Hier: Begriff aus dem → Psychobiografischen Pflegemodell nach Erwin Böhm*
Horten, das	Meint das Sammeln und Aufbewahren von Gegenständen und/oder Nahrungsmitteln, die durchaus auch verderblich bzw. schon verdorben sein können. Teilweise geht man im biografischen Arbeiten davon aus, dass das Horten besonders Menschen betrifft, die Hunger und Krieg erlebt haben, es scheint aber auch (was nachvollziehbar ist) die Tendenz zur Vorratshaltung mit zunehmender → Immobilität zu steigen. Häufig wird empfohlen, verderbliche/verdorbene Nahrungsmittel nicht wegzuwerfen, sondern auszutauschen. *Siehe auch:* *→ Biografiearbeit*
Hospitalismus, der	→ Psychischer Hospitalismus
Hüftprotektor, der	Teil der → Sturzhose aus Schaumstoff, der dort beidseitig (links und rechts) einlegbar ist. Da bei einem Sturzgeschehen Hüftgelenk und damit auch Oberschenkelhals (siehe → Oberschenkelhalsfraktur) verletzungsgefährdet sind, sollen die Hüftprotektoren die Kraft verteilen und somit die Wucht des Sturzes dämpfen, was – Studien zufolge – Schenkelhalsfrakturen (siehe → Oberschenkelhalsfraktur) vermeiden kann. *Siehe auch:* *→ Bewegung in der GPB*
IADL (Instrumental activities of daily living) Voller Name: Self-maintaining and instrumental activities of daily living	Assessment-Instrument zur Erfassung der → Alltagsfähigkeiten älterer Menschen, das besonders auf die Fähigkeit zur selbstständigen Lebensführung abzielt. Erfragt wird in den Kategorien z. B. die Fähigkeit zu telefonieren, die eigene Wäsche zu versorgen, einzukaufen, zu kochen, Transportmittel zu benutzen etc. *Siehe auch:* *→ Assessment, geriatrisches* *→ Basis-Assessment, geriatrisches*

Iatrogen ⓘ	Durch ärztliches (auch: therapeutisches, pflegerisches) Handeln entstanden und meist auf Komplikationen bezogen, die sich daraus ergeben. Für Pflege und Betreuung wäre → Erlernte Hilflosigkeit eine unerwünschte Wirkung → Versorgend-verwahrender Pflege oder von → Warm-Satt-Sauber-Pflege. *Beispiel: etwas hat iatrogene Wirkung.*
Ich-Wichtigkeit, die ⊙	Im → Psychobiografischen Modell etwas, womit bewusst gearbeitet wird. Man geht dabei davon aus, dass jeder Mensch (auch jemand, dem das nicht bewusst ist oder der das von sich weisen würde), gerne Aufmerksamkeit hat und sich gerne gebraucht („wichtig") fühlt und man versucht, jedem/jeder Bewohner*in zumindest einmal am Tag ganz bewusst, dieses Gefühl zu geben – und sei es nur für einige Momente.
Ich-Integrität, die ⊙	Letzte Phase im Modell der Lebensphasen nach Erik Erikson (1973), zeichnet sich durch die Fähigkeit aus, das bisherige, eigene Leben annehmen zu können, wie es ist. Ich-Integrität wäre nicht erreicht, wenn z. B. Verluste nicht verarbeitet sind. Zeigen würde sie sich hingegen in der Möglichkeit der reflektierenden Betrachtung im Rückblick, wobei dann auch schmerzliche Erfahrungen und Erlebnisse als Teil des Lebens akzeptiert sind. *Das Konzept der → Validation fußt im Modell der Lebensphasen nach Erikson. Zentral darin ist die Annahme, dass jedes Lebensalter Aufgaben bereithält, die bewältigt werden müssen. Im Alter wäre das eben die Ich-Integrität (Ganzheit, Unversehrtheit, Vollständigkeit). Der Gegenpol zur erlangten Ich-Integrität wäre Verzweiflung aufgrund z. B. des Gefühls, etwas nicht mehr aufholen oder wiedergutmachen zu können.* *Siehe auch:* *→ Qualitatives Verlaufsmodell* *→ Wachstumstheorien* *→ Lebensstadien nach Erik Erikson*
Immobilität, die	Die Unfähigkeit, sich frei zu bewegen und die gewünschten Aktivitäten selbstständig durchführen zu können, im Gegensatz zur → Mobilität. *Siehe auch:* *→ Bewegung*

Impairment, das	Hier: Beeinträchtigung (z. B. → kognitives Impairment), im Englischen gebräuchlich (z. B. Eye Impairment) *Siehe auch:* *→ Presbyakkusis* *→ Presbyopie* *→ Alterssyndrome*
Inappetenz, die	Appetitlosigkeit *Jemand ist inappetent.*
Indirekte Gewalt, die	Gewalt, die keine/n direkte/n Akteur*in (direkt Handelnden) hat, sondern die aus Gegebenheiten heraus entstehen kann, z. B. durch bestimmte Regelungen in Einrichtungen. *Wenn es im Zusammenhang mit Covid Besuchsbeschränkungen gibt, wird das von Betroffenen unter Umständen gewaltvoll erlebt – auch dann, wenn dieses Erleben nicht beabsichtigt ist – das wäre ein Beispiel für → Institutionelle Gewalt.* *Wenn ältere Menschen in Gesellschaften isoliert sind, ist das ein Beispiel für → Strukturelle Gewalt.* *Siehe auch:* *→ Gewalt* *→ Direkte Gewalt*
Infantilisierung, die	→ Verkindlichung
Inkontinenz, die	Ungewollter Abgang von Harn und/oder Stuhl In der GPB spielen folgende Formen der Inkontinenz eine große Rolle: → Stress- oder Belastungsinkontinenz → Drang- oder Urgeinkontinenz → Mischinkontinenz (setzt sich aus diesen beiden Formen zusammen) → Erlernte Inkontinenz → Funktionale Inkontinenz
Inkontinenz, erlernte, die	→ Erlernte Inkontinenz

Inkontinenz, funktionale, die	→ Funktionale Inkontinenz
Instant Aging, das	„Schlagartiges", „schnelles" Altern, es handelt sich dabei um unterschiedliche Methoden der Alterssimulation. Sie sollen ermöglichen, das Erleben Älterer zu spüren (wie lebt es sich z. B. mit Einschränkungen des Seh- oder Hörvermögens, der Bewegungsfähigkeit etc.). *Heute sind vor allem Alterssimulationsanzüge in Verwendung. Je nach Modell können auch Erkrankungen bzw. deren Symptome simuliert werden, wie etwa Einschränkungen durch Insulte oder Morbus Parkinson.*
Institutionelle Gewalt, die	Form der → Indirekten Gewalt Institutionelle Gewalt kann (auch, wenn nicht beabsichtigt), von Regelungen in Institutionen (Einrichtungen) ausgehen. Beispiele dafür sind: jemand bekommt nicht so viel Zeit und Aufmerksamkeit, wie er gerne hätte, weil der Betreuungsschlüssel das nicht zulässt, jemand leidet z. B. unter der Lautstärke anderer Bewohner*innen oder unter Einschränkungen der möglichen Besucherzahl (z. B. in Zusammenhang mit Covid) oder empfindet die Intervalle zwischen den Essenszeiten als zu lang. *Siehe auch:* *→ Gewalt* *→ Direkte Gewalt* *→ Indirekte Gewalt* *→ Strukturelle Gewalt*
Interaktion, die	In-Beziehung-Treten *Siehe auch:* *→ Kommunikationsformen*
Interaktionsmodell, das	Darstellung von Bedürfnissen, die besonders beziehungsmäßige Anteile der GPB betreffen *Das → Psychobiographische Pflegemodell nach Erwin Böhm ist ein typisches Beispiel für ein Interaktionsmodell. Das In-Beziehung-Treten (die Interaktion) steht dabei im Vordergrund. Ein typisches → Bedürfnismodell wäre das der Aktivitäten des Lebens nach Juchli, hier sind alle Lebensaktivitäten erfasst. Das bedeutet aber nicht, dass Böhms Modell sich nicht auf alle Bedürfnisse (z. B. Ausscheidung oder Ernährung) beziehen würde. Der Umgang mit diesen Bedürfnissen leitet*

Interaktions-modell, das	*sich dabei allerdings aus der Interaktion (bei Böhm ist die → Biografie zentral) ab.* *Siehe auch:* *→ Bedürfnismodell*
Interaktions-orientierte Biografiearbeit, die	→ Gesprächsorientierte Biografiearbeit
Interaktions-stufen, die	→ Erreichbarkeitsstufen nach Erwin Böhm
Interne Sturz-risikofaktoren, die	→ Endogene Sturzrisikofaktoren
Interpretation von Daten, die	Werden im Rahmen der GPB Daten aus der → Biografie erhoben, so will man damit auch arbeiten. Das heißt, dass überlegt wird, was sich aus der Biografie ableiten lässt und wie entsprechende Schritte gesetzt werden. Zentral dabei ist die Beobachtung und auch „Auswertung" (Evaluierung) auf dieser Grundlage. Dem geht die Frage voraus, was diese Daten für die konkrete Pflege- und Betreuungssituation bedeuten. Es handelt sich dabei um keine Interpretation (hier: Auslegung), wie sie durch Psycholog*innen oder Psychotherapeut*innen geschieht; Pflegende und Betreuende haben dazu einen anderen Zugang. Es wird eher nach dem Hier und Jetzt gefragt, und im Zentrum steht die Frage, was die Situation erleichtern, verbessern oder angenehmer machen könnte. 1. Das → Psychobiografische Pflegemodell nach Erwin Böhm spricht vom Interpretieren „mit dem → Hausverstand" bzw. auch von Hermeneutik. 2. Das → MPBM spricht etwa vom „Lesen" der Lebensgeschichte, wobei die → Erlebensorientierte Bewohnerbesprechung sehr großes Gewicht hat. Zu 1.: „In der Pflege muss es", so Erwin Böhm, „darum gehen, die Lebensgeschichterln per Hausverstand interpretieren zu lernen" (Böhm 1999, S. 267).

	Wohl wird das auch kritisch gesehen, hat aber den Hintergrund, dass Pflegende über keine therapeutische Ausbildung verfügen, und dass Biografiearbeit keinen therapeutischen Anspruch hat. Der „Hausverstand“ steht für „allgemeinen Menschenverstand“ oder „Alltagsverstand“. Allerdings verweist Böhm dabei auf die Hermeneutik, die „Kunst des Auslegens“, was sich hier auf die Auslegung einer Lebensgeschichte bezieht. Er rät, sich auf das Beobachtbare (was sich mit der Forderung, nicht zu therapeutisieren, deckt) zu beschränken: „Die kausale Grundlage auch zur Hypothesenbildung ist und bleibt das Sehen“ (Böhm 1999, S. 173). *Siehe auch:* *→ Biografiearbeit* *→ Datenerhebung* *→ Interpretation von Daten* *→ Hausverstand*
Intuition, die	Stufe sechs (von sieben) nach Erwin Böhms → Erreichbarkeitsstufen *Hier: Begriff aus dem → Psychobiografischen Pflegemodell nach Erwin Böhm*
Intuition, intuitives Wissen im → MPBM	Wissensform, die im → MPBM das → Pflegetalent auszeichnet Es werden (gerade im Zusammenhang mit der Diskussion um Professionalisierung von Pflege) oft unterschiedliche Wissensformen thematisiert. „Intuitives“, „implizites“ Wissen (im Englischen „tacit knowledge“) meint in der Regel kein „Bauchgefühl“, wie man vermuten könnte, sondern eine Wissensform, die sich aus hoher Expertise mit theoretischem Wissen und zusätzlich langer, beruflicher Erfahrung speist. Sie ermöglicht schnelles Reagieren und „intuitives“ Handeln, das oft erst im Nachhinein (und oft gar nicht so leicht) in Worte gefasst werden kann. Patricia Benner hat sich mit dem Zusammenhang zwischen diesen Wissensformen und pflegerischer Expertise beschäftigt.
Irreversibel; Irreversibilität, die	Nicht mehr rückgängig zu machen, dauerhaft *Es handelt sich um irreversible Einschränkungen.*

ISAR (Identification of Seniors at risk)	Assessment-Instrument zur Erfassung älterer, gefährdeter Menschen. Es werden Fragen in den Bereichen Hilfebedarf, Krankenhausaufenthalte, → sensorische oder → kognitive Einschränkungen gestellt; die Einnahme mehrerer Medikamente wird als Hinweis auf mögliche → Multimorbidität gewertet. Die Fragen sind leicht (mit ja oder nein) zu beantworten, die Auswertung erfolgt über Punktevergabe. *Siehe auch:* *→ Assessment, geriatrisches* *→ Basis-Assessment, geriatrisches*
Is, geriatrische, die	→ Alterssyndrome
Kalendarisches Alter, das (auch: Biografisches Alter, das)	Alter laut Geburtsdatum *Siehe auch:* *→ Biologisches Alter* *→ Altersformen*
Klient, der Klientin, die	Jemand, der/die bestimmte (meist beratende oder helfende) Berufsgruppen damit beauftragt, ihn zu unterstützen oder zu vertreten. Der Begriff ersetzt oft den Bewohner*innen-Begriff; manchmal ist auch von Kund*innen die Rede. *Anzumerken ist: der Auftrag kann in der Pflege und Betreuung von Menschen mit demenziellen Erkrankungen oft nicht selbst bzw. nicht explizit gegeben werden; professionelles, pflegerisches Handeln besteht dann immer auch im Deuten der Lebenssituation eines Menschen.* *Siehe auch:* *→ Fürsorge, vorausspringende und einspringende*
Kochrezept, das	Kochrezepte spielen in Böhms frühem Werk (→ Böhm bzw. → Psychobiografisches Pflegemodell) eine große Rolle; er forderte Frauen auf, Kochrezepte aufzuschreiben, darüber zu sprechen und die Speisen schließlich auch zuzubereiten. *Dieses Vorgehen entspricht in mehrfacher Hinsicht den heute noch gültigen Prinzipien der GPB. So wird das → Normalitätsprinzip angesprochen, an die → Thymopsyche adressiert und auf die → Biografie bezogen gearbeitet.*

Kognitiv	Das Denken, den Verstand betreffend *In der GPB ist oft die Rede von vorhandenen oder aber eingeschränkten kognitiven Fähigkeiten.*
Kognitive Einschränkung, die	Einschränkung des folgerichtigen Denkens und der Merkfähigkeit, Situation, die bei → Demenz früher oder später vorliegt. *Siehe auch:* *→ Orientiertheit* *→ Eingeschränkte Orientiertheit* *→ Verwirrtheit*
Kommunikationsformen, die	Es gibt unterschiedliche (und keine allgemein definierten) Möglichkeiten zur Unterscheidung von Kommunikationsformen. *Gängig sind:* *→ Verbale Kommunikation* *→ Non-verbale (auch: nonverbale) Kommunikation* *→ Analoge Kommunikation* *→ Digitale Kommunikation* *→ Asymmetrische Kommunikation*
Kompensation, die	Grundsätzlich: Ausgleich, siehe aber → SOK *Teil des → SOK-Modells*
Kompensierende Pflege, die	Hier: Pflege, die versucht, auf alternsbedingte Defizite, Mängel oder Erkrankungen ausgleichend einzuwirken. In Kombination mit Orientierung an → Ressourcen wirkt kompensierende Pflege tatsächlich ausgleichend, als alleiniger Zugang führt sie zu Ressourcenverlusten, da Ressourcen frühzeitig einbezogen und erhalten werden müssen. *Siehe auch:* *→ Ressourcen* *→ Versorgend-verwahrende Pflege* *→ Reaktive Pflege* *→ Aktivierende Pflege*
Kompetenzmodell, das	Eine von mehreren → Alternstheorien Gegenentwurf zum → Defizitmodell und in Folge entstanden. Es setzt dem negativen Alternsbild eine Denkart entgegen, welche die Fähigkeiten und Potenziale des älteren Menschen ins Zentrum stellt. Das geschieht (auch), indem Folgendes betont wird: die Fähigkeit, neue Kompetenzen zu erwerben (in jedem Fall z. B. die, mit alternsbedingten Veränderungen umzugehen), (gesellschaftlicher) Nutzen des Wissens, Lebenserfahrung und Reife.

Kompetenz-modell, das	Gemäß Kompetenzmodell können sich im Prozess des Alterns (wenn er auch individuell unterschiedlich verläuft) viele Fähigkeiten und Fertigkeiten entwickeln, viele verbleiben, andere gehen verloren. Im günstigen Fall gleichen neu erworbene Fähigkeiten und Fertigkeiten, aber auch → Coping-Strategien, allfällige Verluste aus. *Siehe auch:* *→ Alternstheorien* *→ SOK-Modell* *→ Assimilation und Akkommodation*
Kontinuitäts-theorie, die (auch: Kontinu-itätsthese, die)	Teil der → Alternstheorien Annahme, dass ältere Menschen so leben möchten, wie sie es im mittleren Erwachsenenalter getan haben; Grundannahme der → Biografiearbeit (wobei Biografiearbeit auch deshalb auf diese Lebensphase zurückgreift, weil Vertrautes und Bekanntes auch mehr → Orientiertheit ermöglichen; das wird besonders in Zusammenhang mit Demenzbetroffenheit angestrebt). Besonders zentral ist die Kontinuitätstheorie im → Psychobiografischen Pflegemodell nach Erwin → Böhm. *Siehe auch:* *→ Alternstheorien* *→ Biografiearbeit* *→ Prägung*
Krankheits-gewinn, der	Gewinn, den Betroffene oder andere Personen aus einer Erkrankung ziehen können; wichtig ist, dass es sich dabei um unbewusste Prozesse handelt. Im Umfeld der GPB mag Krankheitsgewinn bedeutsamer sein als in anderen Settings (bzw. Lebensstadien), da im Alter häufig Isolation vorliegt und Krankheit zu Zuwendung (durch Pflege und Betreuung), aber auch zu sozialen Kontakten (Arztpraxis) führen kann. *Es werden vier Formen des Krankheitsgewinns unterschieden:* *→ Primärer Krankheitsgewinn* *→ Sekundärer Krankheitsgewinn* *→ Tertiärer Krankheitsgewinn* *→ Quartärer Krankheitsgewinn*

Kristalline Intelligenz, die	Durch Erfahrungen geprägter Anteil kognitiver Fähigkeiten, hat viel mit Alltags- und Allgemeinwissen (z. B. Durchführen von Alltagshandlungen) zu tun; im Alter oft einfacher verfügbar, während die Anwendung → Fluider Intelligenz oft schwerer fällt. *Siehe auch:* *→ Gedächtnisspeichermodelle* *→ Fluide Intelligenz*
Kurzzeitgedächtnis, das	→ Gedächtnisspeicher-Modell, zeitlich
Lachs – Geriatrisches Assessment nach Lachs, das (manchmal auch: Geriatrisches Screening)	Es werden unterschiedliche Fähigkeiten und Fertigkeiten (z. B. Durchführen bestimmter Bewegungen, Aufheben eines Gegenstandes, Hören, Lesen, Worte wiederholen etc.) sowie Angaben (z. B. zu Schmerz, Krankenhausaufenthalten oder Stimmungslage) abgefragt und per Punkteschema ausgewertet. *Siehe auch:* *→ Assessment, geriatrisches* *→ Basis-Assessment, geriatrisches*
Langzeitgedächtnis, das	→ Gedächtnisspeicher-Modell, zeitlich
Laslett, Peter	Begründer der Begrifflichkeiten des → Dritten und → Vierten Lebensalters
Lebensalter, drittes, das	→ Drittes Lebensalter
Lebensalter, viertes , das	→ Viertes Lebensalter
Lebenslagenkonzept, das	Teil einer → Alternstheorie, Teil der → Biografiearbeit Setzt die Lebensgeschichte in Bezug zur *aktuellen Lebenssituation* Alternder und beschäftigt sich auch damit, wodurch diese vorrangig beeinflusst wird bzw. günstig beeinflusst werden kann. So wird z. B. nach der persönlichen Bedeutung von Verlusten gefragt (wenn es das erlernte Handwerk nicht mehr gibt, es keine Bedeutung mehr zu haben scheint, wenn sich Werte und Lebensformen gewandelt haben etc.).

Lebenslagen- konzept, das	*Siehe auch:* *→ Biografisch orientierter Ansatz* *→ Biografiearbeit*
Lebensphasen nach Erik Erikson, die	Kernaussage des Modells: in acht definierten Lebensphasen kommen auf den Menschen krisenhafte Situationen zu, deren Bewältigung zur Weiterentwicklung führt. Die → Validation ist wesentlich an diesem Modell orientiert und geht davon aus, dass nicht verarbeitete Krisen oder Konflikte im Zusammenhang mit demenziellen Erkrankungen Leidensdruck erzeugen können. *Siehe auch:* *→ Ich-Integrität* *→ Qualitatives Verlaufsmodell*
Lebenstrieb, der (meint: Ansprechen des Lebens- triebes)	Im → Psychobiografischen Pflegemodell aus der Psychoanalyse übernommene Theorie vom Lebenstrieb, der angesprochen bzw. auch aktiviert oder reaktiviert werden soll. Gemäß Psychobiografischem Pflegemodell bewegt ein Mensch seine Beine nur, wenn auch die Seele bewegt ist (d. h. jemand muss ein Motiv haben, um aktiv zu sein oder zu werden). *Siehe auch:* *→ Psychobiografisches Pflegemodell* *→ Aktivierung* *→ Reaktivierung* *→ Altersseele*
Lebenswelt- orientierung, die	Ende der 1970er Jahre für die soziale Arbeit entwickeltes Konzept nach Hans Thiersch, das auch in der GPB Fuß gefasst hat; hier bedeutet die Orientierung an der Lebenswelt, dass nicht allein einzelne Probleme im Vordergrund stehen, sondern dass immer auch die individuelle Lebenswelt (Alltag, soziales Umfeld, individuelle Lebensnormalität etc.) in die Betrachtung von Bedürfnissen einfließt. *Siehe auch:* *→ Biografiearbeit* *→ Bio-Psycho-Soziales Modell* *→ Normalitätsprinzip*
Lesbarkeit, Ablesbarkeit, die	Lesbarkeit der Umgebung ist in der GPB wichtig, weil Menschen in ihrer Fähigkeit, Dinge und Gegenstände zu erkennen (→ Agnosie) und sie zuzuordnen eingeschränkt sein können. Daher sollen Möbelstücke und Gebrauchsgegenstände so gestaltet sein, dass ihre Funktion sofort erkennbar ist, weil das die Orientierung erleichtert.

Lesbarkeit, Ablesbarkeit, die	*Beispiele dafür sind z. B., dass Marmelade von Demenzbetroffenen im Marmeladenglas leichter erkannt wird als in der Plastik-Gastronomiepackung.* *Möbelstücke, die – optisch ansprechend – verbaut und verschlankt sind, sind weniger geeignet als „klassisch" gestaltete (z. B. Kredenz, Schrank etc.), weshalb im → Psychobiografischen Pflegemodell darauf auch Wert gelegt wird.* *Siehe auch:* *→ Tagesstrukturierung* *→ Normalitätsprinzip*
Lethargie, die	Abnorm stark ausgeprägte Schläfrigkeit *Siehe auch:* *→ Apathie* *→ Vigilanz*
Lewy-Körper-Demenz, die (auch: Lewy-Körperchen-Demenz; Lewy-Body-Demenz; DLB)	Lewy-Körperchen sind Einschlusskörperchen, die letztlich zum Untergang von Nervenzellen des Gehirnstamms führen. Das Krankheitsbild kann dabei ähnlich einer Demenz beim Parkinson-Syndrom sein (wobei das Parkinson-Syndrom mehrheitlich nicht mit Demenz einhergeht; Buijssen 2014, S. 26). Umgekehrt können Lewy-Körperchen auch bei Patient*innen nachgewiesen werden, die keine Parkinson-Syndrome zeigen. Der Verlauf der DLB zeigt – neben der fortschreitenden Störung der Gedächtnisleistung – schnelle Schwankungen der kognitiven Fähigkeiten im Tagesverlauf und visuelle Halluzinationen. Störungen der Motorik und neurologische Symptome (z. B. Tremor, Rigor, Akinese) sind möglich (Buijssen 2014). *Siehe auch:* *→ Demenz* *→ Demenzformen*
LLD	Late Life Depression, → Altersdepression
Mach Dein Bett selber, Oma!	Berühmte (zeitweise auch umstrittene), pointiert-provokante Aussage des → Psychobiografischen Pflegemodells nach Erwin → Böhm, der Folgendes meint: Pflegende sollen ältere Menschen nicht durch verwahrende Pflege in die Abhängigkeit bringen, sondern ihnen ruhig etwas zutrauen. Erwin → Böhm ist für seine provokanten, oft auch umstrittenen Thesen bekannt. Unumstritten ist, das Böhm die GPB maßgeblich beeinflusst und entwickelt hat.

Mach Dein Bett selber, Oma!	*Siehe auch:* *→ Pflege mit den Händen in den Hosentaschen* *→ Altersseele* *→ Reaktive Pflege* *→ Versorgend-verwahrende Pflege*
Mäeutik, die	Eigentlich: Hebammenkunst, auch: Gesprächstechnik, die dem Philosophen Sokrates zugeschrieben wird. Hier: zentraler Bestandteil des → MPBM (Mäeutisches Pflege- und Betreuungsmodell), wobei es darum geht, unbewusste Fähigkeiten und Kompetenzen von Pflegepersonen bewusst zu machen, damit sie aktiv eingesetzt werden können. *Siehe auch:* *→ MPBM*
Makuladegeneration, altersbedingte, die	Erkrankung, bei der die Sehzellen in der Mitte der Netzhaut (die scharfes und farbiges Sehen ermöglichen) zerstört werden. Die Erkrankung kommt in trockener und feuchter Form vor, wobei letztere einen schnelleren Verlauf mit Verschlechterung der Sehfähigkeit zur Folge hat. Die Erkrankung wird auch mit AMD abgekürzt, sie ist eine Hauptursache für schwere Einschränkungen der Sehkraft bei über 60-Jährigen.
Mangelernährung, die	Weniger Energie, weniger Nährstoffe (oder beides) als der Körper benötigt, werden zugeführt. Das Risiko für Mangelernährung ist im Alter (und hier wieder besonders bei Bewohner*innen von Einrichtungen zur GPB) besonders hoch. Das hat unterschiedliche physische (z. B. Mundtrockenheit, Zahnverlust), psychische (z. B. → Verlegungsstresssyndrom) oder krankheitsbedingte Ursachen. *Siehe auch:* *→ Alltagsnormalität* *→ Biografiearbeit* *→ Essbiografie* *→ Normalitätsprinzip*
Manie, die manisch	Abnorme Steigerung von Stimmung und Antrieb (Antriebsstörung), die auch in Zusammenhang mit → Demenz auftreten kann. *Siehe auch:* *→ BPSD*

Manieriertheit, die	Gekünstelt und unnatürlich wirkendes Verhalten wie etwa Grimassieren; Manieriertheit kommt in Zusammenhang mit unterschiedlichen Krankheits- und Zustandsbildern vor, kann aber ein typisches Symptom des Verhaltens bei → Demenz sein. *Siehe auch:* *→ BPSD*
Mehrdeutigkeit, die	Element der → Validation Worte, die Demenzbetroffene äußern und die nicht verstanden werden, werden durch unbestimmte Fürworte ersetzt. z. B. „Glauben Sie, dass er Hunger hat?" oder „Denken Sie, dass sie da ist?" Das Fürwort (er/sie/es) ersetzt dabei das nichtverstandene Wort. *Siehe auch:* *→ Fragetechniken*
Milieu, das (oft auch: soziales Milieu) (meint: Herstellung des vertrauten Milieus)	Umfeld, Umgebung (und zwar nicht nur in architektonisch-räumlicher, sondern auch in sozialer Hinsicht, d. h. es gehören auch Sprache, Werthaltungen etc. dazu) Der Begriff ist im → Psychobiografischen Pflegemodell wichtig, da man dabei versucht, ein vertrautes Milieu herzustellen. Das betrifft Abläufe, Alltagsgegenstände, aber auch Lieder, Sprichwörter etc. *Siehe auch:* *→ Milieusprache* *→ Normalität* *→ Normalitätsprinzip* *→ Biografie*
Milieusprache, die	Für ein bestimmtes → Milieu übliche Sprache *Siehe auch:* *→ Normalitätsprinzip*
Mini Nutritional Assessment, das	→ MNA
Mischinkontinenz, die	Mischform aus → Urgeinkontinenz (Dranginkontinenz) und → Stressinkontinenz (Belastungsinkontinenz), die im Alter häufig auftritt *→ Inkontinenz (hier werden alle Formen aufgezählt, die in der GPB von besonderer Bedeutung sind)*

MMST – Mini-Mental-Status-Test (auch: MMSE – Mini-Mental-Status-Examination; Folstein-Test, der)	Test zur Erfassung → kognitiver Störungen, wobei in unterschiedlichen Kategorien einfache Aufgaben gestellt werden (Orientierung, Merkfähigkeit, Aufmerksamkeit, Fähigkeit zum Rechnen, Fähigkeit zum Erinnern, Sprache). Die Auswertung erfolgt nach Punkteschema. *Siehe auch:* *→ Assessment, geriatrisches* *→ Basis-Assessment, geriatrisches*
MNA (Mini Nutritional Assessment), das	Es werden unterschiedliche Kategorien zur Nahrungs- und Flüssigkeitsaufnahme erhoben, z. B. Ess- und Trinkhäufigkeit, Fähigkeit zur selbstständigen Aufnahme von Nahrung, Zusammensetzung der Mahlzeiten bzw. zugeführter Nahrung und Selbsteinschätzung. Im Test wird zwischen Screening und Assessment unterschieden, wobei im vorangestellten Screening auch allgemeine Parameter wie z. B. Erkrankungen erhoben werden. Die Auswertung erfolgt nach Punkteschema. *Siehe auch:* *→ Assessment, geriatrisches* *→ Basis-Assessment, geriatrisches*
Mobilität, die	Fähigkeit, sich fortzubewegen oder Teile des Körpers zu bewegen *Siehe auch:* *→ Bewegung* *→ Immobilität*
Morse Fall Scale, die	Assessment-Instrument zur Erfassung des Sturzrisikos; es werden unterschiedliche Kategorien (z. B. bekannte Erkrankungen, intravenöse Therapie, Gehhilfen, Gangsicherheit oder Orientiertheit) abgefragt und Punkte vergeben, wobei mit der Anzahl vergebener Punkte das Sturzrisiko höher bewertet wird. *Siehe auch:* *→ Assessment, geriatrisches* *→ Basis-Assessment, geriatrisches*
Motorische Komponente, die	Siehe → Prämotorische und Motorische Komponente

MPBM Mäeutisches Pflege- und Betreuungsmodell, das	Pflege-, und Betreuungsmodell, entwickelt von der Niederländerin Cora → Van der Kooij (1946–2018). Bezugnehmend auf den Begriff der → Mäeutik geht es um Bewusstmachung der Ressourcen von Pflege- und Betreuungspersonen, Bewohner*innen und auch Angehörigen. Dabei spielen → Intuition, → Pflegetalent und Erleben (siehe → Erlebensorientierte Pflege) eine große Rolle. Der Mensch mit seinen Interessen, Empfindungen und Beziehungen steht dabei im Zentrum, wobei der Wechselwirkung des Erlebens aller am Pflege- und Betreuungsprozess Beteiligten große Bedeutung zukommt; Ziel sind Begegnungen und sozusagen „echte" Kontakte, die nicht durch Routinen des Pflegealltags verstellt werden sollen. Das Modell will Intuition und Erleben Pflegender und Betreuender mit Hilfe unterschiedlicher Instrumente in professionelles Handeln überführen. Es geht dabei um die bewusste Wahrnehmung von Bedürfnissen, die Orientierung an der Lebenswelt (→ Lebensweltorientierung), → Bezugspflege und → Biografiearbeit. Besonders zeichnet sich das MPBM dadurch aus, dass unterschiedliche Ideen und Konzepte kreativ genutzt werden sollen, etwa → Validation, → Basale Stimulation oder → Biografiearbeit. Im MPBM sind auch → Demenzstadien definiert. *Siehe auch:* *→ Beobachtungsbogen, erlebensorientierter* *→ Charakteristik* *→ Bewohnerbesprechung, erlebensorientierte* *→ Umgangsempfehlung* *→ Pflege- und Betreuungsübersicht* *→ Demenzstadien im MPBM nach → Cora van der Kooij*
Multimorbidität, die (auch: Polymorbidität)	Vorliegen mehrerer Erkrankungen zur gleichen Zeit. Die Wahrscheinlichkeit des Vorliegens von Multimorbidität steigt mit zunehmendem Lebensalter. Multimorbidität führt nicht nur zu medizinisch-therapeutisch komplexen Situationen, sondern auch in der Pflege und Betreuung. Neben unterschiedlichen Symptomen spielen auch Medikamentennebenwirkungen eine Rolle. *Siehe auch:* *→ Polypharmazie* *→ Alterssyndrome*

Mutterwitz, der	Stufe zwei (von sieben) nach Erwin Böhms → Erreichbarkeitsstufen *Hier: Begriff aus dem → Psychobiografischen Pflegemodell nach Erwin Böhm*
Neglect, der	Mangelnde oder nicht vorhandene Fähigkeit zur sensorischen Wahrnehmung der Umgebung und/oder des Körpers oder jeweils Teilen davon; meist ist der → Hemineglect gemeint, der wiederum meist aufgrund eines Insults auftritt (er kann aber auch durch andere Ursachen bedingt sein, z. B. Tumore und Blutungen). Ein gängiges Konzept zur Therapie dieser Wahrnehmungsstörung ist das → Bobath-Konzept. *Siehe auch:* *→ Hemineglect*
Nesteldecke, die	Decke, deren Oberfläche aus unterschiedlichen Materialen besteht. Nesteldecken sollen besonders Demenzbetroffenen die Möglichkeit → Taktil-haptischer Stimulation geben. Zu beachten ist, dass davon keine Gefahr ausgeht (dass die Materialien sich also nicht lösen und z. B. verschluckt werden können, dass sie keine Verletzungen erzeugen können etc.). *Siehe auch:* *→ Basale Stimulation* *→ Taktil-haptische Stimulation* *→ Greifbrett* *→ Fühlkissen*
Netzwerkstress, der	Hier: Schwierigkeiten pflegender Angehöriger innerhalb ihres sozialen und/oder familiären Umfeldes. Einerseits muss so geplant werden, dass die Pflegearbeit geleistet werden kann (und für Ersatz gesorgt werden, wenn Termine anstehen oder eine Auszeit benötigt wird), andererseits können Familienmitglieder wenig Verständnis für die Gesamtsituation haben oder sich vernachlässigt fühlen; manchmal wird auf diese Weise aber auch (unbewusst) versucht, das pflegende Mitglied der Familie zu schützen oder zu entlasten (Van de Ven 2004). *Siehe auch:* *→ Filiale Reife*
Niederflurbett, das	Bett, das besonders in der GPB zum Einsatz kommt. Es lässt sich niedrig stellen, was die Sturzfolgen (aufgrund der geringen bis gar nicht vorhandenen Fallhöhe) minimiert. *Siehe auch:* *→ Bewegung in der GPB*

No-Go	Hier: Älterer Mensch, der rund um die Uhr Pflege bzw. Betreuung benötigt. No-Gos werden von → Slow-Gos oder → Go-Gos unterschieden *Diese – aus dem angloamerikanischen Raum stammende – Unterscheidung orientiert sich nicht am Lebensalter, sondern am Grad der Abhängigkeit.* *Siehe auch:* *→ Abhängigkeitsgrad* *→ Altersabschnitte* *→ Alternsformen*
Non-verbale Kommunikation, die	Wird meist mit jener Kommunikation, die nicht verbal (also über gesprochene oder geschriebene Worte) erfolgt, gleichgesetzt, wobei in der Regel von Mimik oder Gestik die Rede ist. Paul Watzlawicks Unterscheidung in → Digitale und → Analoge Kommunikation ist hier genauer, weil → Analoge Kommunikation z. B. auch Klangfarbe, Stimmlage, Satzmelodie oder Betonung eines Wortes meint. *Siehe auch:* *→ Kommunikationsformen*
Noopsyche, die	→ Kognitiver Anteil der Psyche (im Gegensatz zur → Thymopsyche) Es handelt sich dabei um modellhafte Vorstellungen, die im → Psychobiografischen Pflegemodell nach → Böhm eine Rolle spielen. *Siehe auch:* *→ Thymopsyche*
Normalität, die	Normalität ist im → Psychobiografischen Pflegemodell das, was jemand im Lauf seines Lebens als normal erlebt hat. Sie ist also individuell, wird mit der → Biografie (Lebensgeschichte) erhoben und im Sinne des → Normalitätsprinzips herzustellen versucht. *Die Alltags-Normalität eines 1930 geborenen Menschen kann erheblich von dem abweichen, was heute als „normal" bzw. auch als „gut" empfunden wird. Beispielsweise galt der Konsum von Fleisch in den Nachkriegsjahren als Statussymbol.* *Achtung: Normalität kann von älteren Menschen gewünscht werden, weil sie das Gefühl von Vertrautheit vermittelt, ebenso sind aber gegenteilige Reaktionen möglich. Z. B. waren Kartoffeln in der Nachkriegszeit ein billiges und verhältnismäßig leicht verfügbares Nahrungsmittel. Sie können auch abgelehnt werden, weil jemand „genug" davon hat.*

Normalität, die	*Nicht immer, aber sehr oft, gilt, dass das Normalitätsprinzip mit zunehmender Einschränkung der → Orientiertheit wichtiger wird.* *Siehe auch:* *→ Biografiearbeit* *→ Normalitätsprinzip*
Normalitätsprinzip, das	Im → Psychobiografischen Pflegemodell versucht man, Alltag, Abläufe, Kommunikation und Interaktion so zu gestalten, wie es der → Normalität des/der Klient*in entspricht. Das Normalitätsprinzip kann das Wohlbefinden und die → Orientiertheit erhöhen. Praktisch bedeutet das z. B.: – die Körperpflege in Intervallen und zu Zeitpunkten anzubieten, die für den/die Klient*in üblich sind (ältere Menschen, die in Zeiten des Mangels aufgewachsen sind, kann tägliches Duschen irritieren, weil ein Bad am Sonntag und ansonsten ein Waschen am Waschbecken üblich war, die bekannte Stückseife kann unter Umständen besser zugeordnet werden etc.) – bekannte und vertraute Speisen anzubieten *Siehe auch:* *→ Normalität* *→ Umgebungsgestaltung* *→ Lesbarkeit* *→ Tagesstrukturierung* *→ Kontinuitätsthese* *→ Prägung*
Oberschenkelhalsbruch, der	Der Oberschenkelhals „verbindet“ den Oberschenkelknochen (Femur) mit dem Hüftgelenk. Er ist beim Stürzen besonders gefährdet; eine Oberschenkelhalsfraktur (= Oberschenkelhalsbruch) ist eine häufige Verletzung älterer Menschen. Oberschenkelhalsbrüche sind gefürchtet, da sie komplikationsreich sind, so kann Bettlägerigkeit eine Folge des Oberschenkelhalsbruchs sein. *Siehe auch:* *→ Bewegung* *→ Erlernte Hilflosigkeit* *→ Immobilität* *→ Sturzrisikofaktoren* *→ Sturzprophylaxe* *→ Sturzhose*

Offene Frage, die	Frage, die nicht mit „Ja“ oder „Nein“ beantwortet werden kann (z. B. „Wie hat es Ihnen in der Schule gefallen? Was haben Sie früher gerne gemacht? Welche Hobbies haben Sie?“) *Offene Fragen sind gut für → Biografiegespräche geeignet, will man aber konkrete Informationen erhalten, eignet sich eher die → Geschlossene Frage.* *Siehe auch:* *→ Datenerhebung*
Olfaktorische Stimulation, die	Versuch, Menschen über Geruchsreize zu erreichen und angenehm anzufluten; es kommen praktisch alle Gerüche in Frage, die als angenehm empfunden werden und sich gefahrlos anbieten lassen (in manchen Einrichtungen werden z. B. Kompressen, die mit Aromaölen beträufelt sind, übers Trapez gehängt, man verwendet Duftpotpourris oder Duftsteine etc. Auch mit Kräutern gefüllte „Duftgläser“ oder generell stark duftende Gewürze, Blumen oder Kräuter können eingesetzt werden). *Teil der → Basalen Stimulation, es handelt sich dabei um eine von unterschiedlichen Möglichkeiten der Anflutung mit Reizen* *Siehe auch:* *→ Basale Stimulation*
Optimierung, die	Grundsätzlich: Versuch, ein (Leistungs-)Maximum zu erreichen, siehe aber → SOK *Teil des → SOK-Modells*
Orale Stimulation, die	→ Gustatorische Stimulation
Orientierung, die	→ Orientiertheit

Orientiertheit, die	Meint hier, dass sich jemand in unterschiedlichen Dimensionen zurechtfindet und richtige Einschätzungen treffen kann. Diese Dimensionen sind: → Zeitliche Orientiertheit → Örtliche Orientiertheit (auch: räumliche Orientiertheit) → Situative Orientiertheit → Personale Orientiertheit Liegt die Orientiertheit in einer Dimension nicht oder nicht zur Gänze vor, spricht man von → Eingeschränkter Orientiertheit, selten auch von → Desorientiertheit; fallweise wird der Begriff → Verwirrtheit verwendet, er ist aber unpräzise. Orientiertheit kann ganz oder teilweise, vorübergehend oder dauerhaft eingeschränkt sein.
Orientierungs-training, das	Siehe → R.O.T. = Realitätsorientierungstraining
Örtliche Orientiertheit, die (auch: Räumliche Orientiertheit)	Eine von vier Dimensionen der → Orientiertheit Jemand kennt seinen Aufenthaltsort und findet bekannte Wege (wieder); die örtliche Orientiertheit kann ganz oder teilweise, vorübergehend oder dauerhaft eingeschränkt sein.
Osteoporose, die	Krankhafte Abnahme von Knochenmasse und -festigkeit Osteoporose kann grundsätzlich in jedem Alter auftreten, die Häufigkeit der Erkrankung steigt aber im Alter.
Parasympathikoton	Eigentlich: auf das parasympathische Nervensystem bezogen. Hier: Begriff, der im → Psychobiografischen Pflegemodell verwendet wird und der die Grundstimmung bzw. -haltung eines Menschen hinsichtlich der Entscheidungs- und Risikofreudigkeit meint: Menschen mit eher parasympathikotoner Grundstimmung gelten als wenig entscheidungs- und risikofreudig, kommen mit Veränderungen weniger gut zurecht und halten lieber an Vertrautem und Gewohntem fest; Neues kann sie irritieren. *Siehe auch:* *→ Sympathikoton*

Parenterale Reife, die	Beschreibt einen Teil der Beziehung der Eltern zum erwachsenen Kind und meint insgesamt das Verständnis für die Situation (können richtige Einschätzungen getroffen werden, ist Engagement für die Kinder noch möglich und in welcher Form? [Van den Ven 2004]). Demenzielle oder andere Erkrankungen sowie z. B. auch → Psychischer Hospitalismus können hier einschränkend wirken. *Siehe auch:* *→ Filiale Reife* *→ Hospitalismus, psychischer*
PAS (Pflegeabhängigkeitsskala), die	Assessment-Instrument zur Einschätzung des Pflegebedarfs, der in Anlehnung an die Grundbedürfnisse nach Virginia Henderson erhoben wird und für den stationären Bereich (Pflegeeinrichtungen, Krankenhaus) entwickelt ist; es wird in unterschiedliche Grade der Abhängigkeit unterschieden, wobei Punkte vergeben werden. *Siehe auch:* *→ Assessment, geriatrisches* *→ Basis-Assessment, geriatrisches*
Paternalismus, der	Steht in der Pflege für das (in der Regel gut gemeinte) Bestreben, jemandes Gesundheit oder Wohlergehen auch gegen dessen Willen „herbeizuführen". Dieser Zugang zur Pflege gilt heute als gewaltvoll und überholt, an seine Stelle ist die Orientierung an den → Ressourcen getreten. *Siehe auch:* *→ Beratung Älterer* *→ Gerontagogik* *→ Reaktivierung* *→ Versorgend-verwahrende Pflege*
Pergamenthaut, die	Haut, die sehr dünn, trocken (eventuell auch schuppig) und spröde ist. Sie kann leicht reißen; ein häufiges Problem älterer Menschen. Pergamenthaut kann (aufgrund von Erkrankungen oder Medikamentennebenwirkungen) auch bei jüngeren Menschen auftreten, in der Regel sind aber Ältere betroffen.
Personale Orientiertheit, die	Eine von vier Dimensionen der → Orientiertheit Jemand erkennt sich selbst im Spiegel oder auf Fotos, kann Auskunft zu seinen Daten geben etc.; die personale Orientiertheit kann ganz oder teilweise, vorübergehend oder dauerhaft eingeschränkt sein.

Perzeptuelles Gedächtnis, das ⊙	Siehe → Gedächtnisspeicher-Modell, inhaltlich
Pflege mit den Händen in den Hosentaschen ⊙	Berühmte (zeitweise auch umstrittene), pointiert-provokante Aussage des → Psychobiografischen Pflegemodells nach Erwin → Böhm, die Folgendes meint: Pflegende sollen ältere Menschen nicht durch zu verwahrende Pflege in die Abhängigkeit bringen, sondern sie sozusagen fordernd fördern, auch dann, wenn das länger dauert. Die Aussage meint also, dass in vielen Situationen die Anleitung zur Selbsttätigkeit die bessere Wahl ist. Böhm ist für seine provokanten, oft auch umstrittenen Thesen bekannt. Unumstritten ist, das Böhm die GPB maßgeblich beeinflusst und entwickelt hat. *Siehe auch:* *→ Mach' Dein Bett selber, Oma!* *→ Reaktivierende Pflege*
Pflege- und Betreuungs-übersicht, die 🖐🖐 ⊙	Element des → MPBM, Aufstellung, in der auf Grundlage der → Umgangsempfehlung alle Pflegeinterventionen ersichtlich sind. Wesentlich ist, dass darin die funktionsorientierte Pflege (hier ist jene Pflege gemeint, die der Aufrechterhaltung bzw. Unterstützung bestimmter Funktionen wie Nahrungs- und Flüssigkeitszufuhr, Ausscheidung, Mobilität oder Körperpflege etc. dient) mit der erlebensorientierten Pflege kombiniert ist. *Siehe auch:* *→ MPBM* *→ Mäeutik*
Pflegeimpuls, der 🖐🖐 ⊙	Maßnahme, die im → Psychobiografischen Pflegemodell auf Grundlage der Erhebung und → Interpretation der → Biografie gesetzt wird und etwas an der Gesamtsituation eines Menschen verbessern soll. Wie auch bei anderen Pflegemaßnahmen wird versucht, die Wirksamkeit zu überprüfen. Oft handelt es sich bei Pflegeimpulsen um Maßnahmen, die zur Zeit der Entstehung des → Psychobiografischen Pflegemodells als ungewöhnlich galten (bzw. die teilweise auch heute die stationäre Pflege noch fordern). Typisch wäre zum Beispiel die Anschaffung eines Tieres für einen Wohnbereich (das Tier wird dann z. B. als Pflegeimpuls auf die Bettdecke gesetzt). *Siehe auch:* *→ Psychobiografisches Pflegemodell*

Pflegeoase, die	Konzept zur Pflege und Betreuung, in dem mehrere (meist stark pflegeabhängige, demenziell erkrankte) Klient*innen sich unter Anwesenheit von zumindest einer Pflegeperson in einem Raum aufhalten, wobei das eigene Zimmer als möglicher Rückzugsort immer erhalten bleibt. Üblich ist in der „Oase“ eine Anordnung von Betten rund um ein Zentrum. Ziel ist dabei die Steigerung von Lebensqualität. Die Pflegeoase muss von allen Beteiligten gewünscht sein; auch müssen sich die Klient*innen für diese Form der Pflege und Betreuung eignen; sie spielt in der Pflege und Betreuung Demenzbetroffener eine große Rolle.
Pflegetalent, das	Begriff aus dem → MPBM. Darin wird Geriatrische Pflege und Betreuung in mehrfacher Hinsicht als mäeutisches Handeln (→ Mäeutik) verstanden, es soll also etwas hervorgeholt oder bewusst gemacht werden. Indem das MPBM das „Pflegetalent“ (wieder) hervorholen will, wird betont, dass auch Lebenserfahrung, Kreativität und besonders die Intuition Pflegender als → Ressourcen erkannt werden. *Siehe auch:* *→ MPBM* *→ Mäeutik*
Pick-Demenz, die	→ Frontotemporale Demenz
Picking Behaviour, das	In Zusammenhang mit → Demenz eine Form des agitierten Verhaltens, das Handlungen wie „Sachen verpacken, Sachen verstecken, Sachen verschieben, an Sachen reiben oder streichen“ meint (Halek et al. 2006, S. 32). *Siehe auch:* *→ Agitiertheit* *→ BPSD* *→ Demenzsymptome*
Polarität, die	Fragetechnik aus der → Validation. Dabei wird nach Extremen (Polaritäten) gefragt. Berichtet ein Klient zum Beispiel über Diebe, würde gefragt werden: „Und, stehlen die Diebe alles?“ Oder: „Wann ist die Gefahr am größten?“ usw. Das kann Entlastung geben, auch fühlt der/die Betroffene sich ernst genommen.

Polarität, die	Freilich kann (und soll von nicht in der Validation Ausgebildeten bzw. Geübten) auch auf positive Extreme hin gefragt werden, z. B. nach dem schönsten Lied, dem besten Essen usw. *Siehe auch:* *→ Fragetechniken*
Polymedikation, die	→ Polypharmazie
Polymorbidität, die	→ Multimorbidität
Polypharmazie, die	Dauerhafte und gleichzeitige Einnahme mehrerer Medikamente *Siehe auch:* *→ Multimorbidität*
Post-Fall-Syndrom, das	Bezeichnet eine Spirale, die durch einen Sturz und die sich anschließende Sturzangst in Gang gesetzt wird. 1. Jemand stürzt, entwickelt Angst vor weiteren Stürzen und schränkt deshalb die Bewegung ein 2. Die Bewegungseinschränkung macht immobiler und erhöht daher das Sturzrisiko 3. Es folgt ein weiterer Sturz und der Kreislauf beginnt von vorn *Siehe auch:* *→ Sozialer Abstieg* *→ Etikettierung*
Pottering, das	„Herumwerken“, Pottering kann ein typisches Verhalten Demenzbetroffener sein (→ BPSD), dabei wird ständig etwas ein- und ausgepackt, an Gegenständen oder Kleidungsstücken „gearbeitet“ oder genestelt. Oft ist es hilfreich, Reize anzubieten (z. B. → Greifbrett), „Arbeits-“ Material bereitzustellen (z. B. Handtücher zusammenlegen etc.), jedenfalls aber, Betätigung zuzulassen und zu fördern. *Siehe auch:* *→ BPSD* *→ Demenzsymptome*
Prägung, die	Meint in der GPB eine für das gesamte, spätere Leben emotional einflussreiche Phase, im → Psychobiografischen Pflegemodell wird die Zeit bis zum 25. Lebensjahr als Prägung (Prägungsphase) angesehen.

Prägungen, die	Stufe vier (von sieben) nach Erwin Böhms → Erreichbarkeitsstufen *Hier: Begriff aus dem → Psychobiografischen Pflegemodell nach Erwin Böhm*
Prämotorische Komponente und Motorische Komponente, die	Meint in Zusammenhang mit der Reaktionsgeschwindigkeit die „prämotorische Zeit" und die „motorische Zeit". Prämotorische Zeit: Zeit, die vom Erfassen eines Reizes bis zum Beginn der entsprechend reagierenden Bewegung vergeht. Sie verlängert sich – Untersuchungen zufolge – mit zunehmendem Alter. Motorische Zeit: vergeht vom Beginn bis zum Ende der Bewegung selbst; sie scheint nicht im selben Maß vom Altersprozess beeinflusst zu sein wie die prämotorische Zeit. Das Erfassen der „Reizgegebenheiten" dauert mit zunehmendem Alter also länger; die für die Reaktion selbst benötigte Zeit scheint insgesamt oft annähernd gleich wie bei Versuchsgruppen jüngeren Alters. (Lehr 2003, S. 108 f.) *Siehe auch:* *→ Psychomotorische Fähigkeit* *→ Adaptionszeit*
Prävention, die	Vermeidung, Vorbeugung von (Folge-)Erkrankungen, im höheren Lebensalter besonders auch Vermeidung von Abhängigkeit
Presbyakusis, die (auch: Altersschwerhörigkeit, die)	Alternsbedingte Einschränkungen des Hörvermögens, „Altersschwerhörigkeit" Schwerhörigkeit, die ab ungefähr dem 50. Lebensjahr auftritt. Aufgrund von Alterungsprozessen (die etwa den Hörnerv oder das Innenohr betreffen) nimmt die Leistungsfähigkeit des Gehörs ab; der Prozess kann durch unterschiedliche Faktoren verstärkt bzw. beschleunigt werden. Typisch ist der → Cocktail-Party-Effekt: im lauten Umfeld wird Gesprochenes schlechter verstanden. Ohne Behandlung kann die Altersschwerhörigkeit zu → Rückzug führen, der wiederum → Isolation im Alter begünstigt, weshalb eine Behandlung wichtig ist. Das Tragen von Hörgeräten wird oft mit „Alter" verbunden, daher wird diese Unterstützung oft abgelehnt. *Siehe auch:* *→ Alterssyndrome* *→ Cocktailparty-Effekt*

Presbyopie, die (auch: Altersweitsichtigkeit, die)	Alternsbedingter Verlust der Nahanpassungsfähigkeit des Auges, „Altersweitsichtigkeit" – Objekte in der Nähe können nicht mehr scharf gesehen werden, „die Arme werden zu kurz". Ursächlich dafür ist unter an anderem die verringerte Elastizität der Augenlinse, die dazu führt, dass die Anpassung (Akkommodation) der Brechkraft des Auges verringert ist, und sich das Sehen nur eingeschränkt an unterschiedliche Entfernungen anpasst. Die Altersweitsichtigkeit setzt zwischen dem 40. und 50. Lebensjahr ein und kann mit Lesebrillen korrigiert werden. *Siehe auch:* *→ Alterssyndrome*
Primäre Demenz, die	Form der Demenz, die nicht die Folge einer anderen Erkrankung ist, sondern die ihren Ausgang direkt im Gehirn nimmt. Beispiele für primäre Demenzen sind z. B. → Alzheimer-Demenz, → Lewy-Körper-Demenz oder → Frontotemporale Demenz. *Siehe auch:* *→ Demenz* *→ Demenzformen*
Primärer Krankheitsgewinn, der	Erste von vier Formen des → Krankheitsgewinns „Gewinn" aus einer Erkrankung, zum Beispiel die Vermeidung bestimmter Situationen oder Konflikte, möglich ist auch die Entlastung von anderen Ängsten oder Sorgen durch die Konzentration auf bestimmte Symptome (= Bindung von Angst); der Krankheitsgewinn wird als unbewusster Prozess verstanden *Siehe auch:* *→ Krankheitsgewinn*
Primäres Altern, das	Siehe → Altern, primäres und sekundäres
Primäres Gedächtnis, das	Andere Bezeichnung für das → Kurzzeitgedächtnis, siehe aber → Gedächtnisspeicher-Modell
Priming-System, das	→ Gedächtnisspeicher-Modell, inhaltlich
Probewohnen, das	Möglichkeit, für einen definierten Zeitraum in einer Einrichtung zur GPB probehalber zu wohnen

Progrediente nichtflüssige Aphasie, die	Demenzform, die meist unter dem Überbegriff „Frontotemporale Demenz“ gefasst ist. Die Frontotemporale Demenz umfasst demnach: - Frontotemporale Demenz - Semantische Demenz - Progrediente nichtflüssige Aphasie *Siehe auch:* *→ Frontotemporale Demenz*
Proprio-rezeption, die	Wahrnehmung des eigenen Körpers hinsichtlich Lage, Position und Bewegung *Zu dicke Schuhsohlen können bei älteren Menschen die Propriorezeption vermindern und die Sturzgefahr erhöhen.*
Prozedurales Gedächtnis, das	Siehe → Gedächtnisspeicher-Modell, inhaltlich
Pseudo-demenz, die	→ Kognitive Einschränkungen bzw. Demenzsymptome, denen aber keine organisch bedingte → Demenz zugrunde liegt. Wird die ursächliche Störung (die organisch oder psychisch sein kann) behandelt, bilden sich meist auch die Symptome wieder zurück; mögliche Ursachen einer Pseudodemenz sind zum Beispiel → Depressionen oder Flüssigkeitsmangel. *Siehe auch:* *→ Demenz*
Psychischer Hospitalismus, der	Psychische Auffälligkeiten und Beeinträchtigungen, die in Zusammenhang mit einem Aufenthalt in einem Krankenhaus oder einer Pflegeeinrichtung stehen. Sie können alle Lebensdimensionen betreffen und sich auch körperlich auswirken. Die Ursachen können etwa Reiz- oder Kontaktarmut sein (→ Deprivation). Folgen des psychischen Hospitalismus sind vielfältig und können sich in unterschiedlichen Verhaltensauffälligkeiten, aber auch dem Ablehnen von Nahrung, „erlernter“ → Inkontinenz u.v.m. zeigen. *Siehe auch:* *→ Deprivation*

Psychobio-graphisches Pflegemodell, das ⊙	Pflegemodell nach Erwin → Böhm, das mit der → Biografiearbeit eine stark individualisierte GPB brachte Das Modell erregte zu seiner Entstehung (1970er und 80er Jahre) auch Aufsehen, da es bereits den Prozess des Diagnostizierens in der Pflege enthielt (also professionalisierend wirkte) und zudem eine Abkehr von jener Pflegeform, die als → Warm-Satt-Sauber-Pflege bezeichnet wird, zum Anliegen hatte. *Siehe auch:* *→ Biografiearbeit* *→ Pflegeimpuls* *→ Interpretation von Daten* *→ Stories* *→ Daheimgefühl* *→ Folklore* *→ Reaktivierung*
Psychomotori-sche Fähigkeit, die ⊙	Psyche (hier z. B. Wahrnehmung oder Denken) und Bewegung eines Menschen beeinflussen einander; das Zusammenspiel von psychischen Faktoren und motorischen (= auf die Bewegung bezogenen) Fähigkeiten nennt man Psychomotorik. Beispielsweise beim Autofahren werden psychomotorische Fähigkeiten besonders benötigt. *Siehe auch:* *→ Prämotorische und Motorische Komponente*
Qualitatives Verlaufsmodell, das ⊙	Eine von mehreren → Alternstheorien (bzw. -modellen), wobei es auch hier unterschiedliche Ansätze gibt. Insgesamt geht das Modell von qualitativen Veränderungen aus, die sich im Übergang vom mittleren ins höhere Lebensalter zeigen sollen. Ziel wäre zum Beispiel die → Ich-Integrität. Als klassisches Beispiel gilt das Modell der → Lebensphasen und -aufgaben nach Erik Erikson, die sich auch in der → Validation finden (und zwar in der Annahme, dass unbewältigte Konflikte zu Problemen im hohen Lebensalter führen können). *Siehe auch:* *→ Alternstheorien* *→ Wachstumstheorien* *→ Ich-Integrität*
Quartärer Krankheits-gewinn, der ⊙	Vierte von vier Formen des → Krankheitsgewinns Aufwertung einer Erkrankung; der Krankheitsgewinn wird als unbewusster Prozess verstanden *Siehe auch:* *→ Krankheitsgewinn*

RAI (Resident Assessment Instrument)	Resident (= Bewohner*In) Assessment Instrument Assessment-Instrument, mit dem der Bedarf an pflegerischer Versorgung (Pflegebedarf) ermittelt wird; in der geriatrischen Langzeitpflege ist ein daran ausgerichtetes Vorgehen Standard. Es werden unterschiedliche Lebensdimensionen angesehen und ausgewertet. Das Instrument wurde 1995 entwickelt und ist mittlerweile für viele unterschiedliche Pflege-Settings und in unterschiedlichen Versionen erhältlich, in der deutschen Variante z. B. RAI 2.0. *Siehe auch:* → *Assessment, geriatrisches* → *Basis-Assessment, geriatrisches*
Räumliche Orientiertheit, die	Siehe → Örtliche Orientiertheit
Reaktanz, die	Reaktanz meint in der Psychologie, dass Menschen auf empfundene Einschränkung oder Bedrohung ihrer Freiheiten mit einem Spannungszustand reagieren; in der Regel soll die bedrohte oder eingeschränkte Freiheit so wiedererlangt bzw. geschützt werden. *Siehe auch:* → *Reaktanzfolgen* → *Verlegungsstresssyndrom*
Reaktanzfolgen, die	Folgen von → Reaktanz können positiv oder negativ sein. Positive Reaktanzfolgen sind: – Versuche, die bedrohte bzw. verlorene Freiheit (Möglichkeit) zurückzuerlangen, z. B. Gehen mit Hilfsmitteln, Teilnahme am sozialen Leben trotz unterschiedlicher Einschränkungen – Ausgleiche schaffen, d. h. z. B. anstelle bestimmter Aktivitäten, die nicht mehr möglich sind, andere (möglichst ähnliche) zu setzen, z. B. Kartenspielrunde zu Hause statt im schwer erreichbaren Lokal etc. Negative Reaktanzfolgen sind: – Aufwerten von nicht mehr vorhandenen Möglichkeiten (= ständiges Trauern um das, was früher möglich war, wobei der Verlust sogar größer dargestellt werden kann, als es der Realität entspricht – z. B. große Lust auf Theater- oder Lokalbesuche im Lockdown, auch, wenn das davor nicht so wichtig war) – Rückzug, „Aufgeben“ oder auch Wut (Fürstler et al. 2000)

Reaktive Pflege, die	Meint hier eine Pflegeform, in der auf (altersbedingte) Einschränkungen reagiert wird, wobei dieses Reagieren im Zentrum steht. Diese Form der Pflege ist nicht mehr zeitgemäß und wurde durch andere Ansätze abgelöst, z. B. spielt dabei die → Prävention eine große Rolle. *Siehe auch:* *→ Ressourcen* *→ Versorgend-verwahrende Pflege* *→ Aktivierende Pflege*
Reaktivierende Pflege, die (auch: Re-Aktivierende Pflege; Re-Aktivierung)	Element des → Psychobiografischen Pflegemodells. Form der Pflege, die zum Einsatz kommt, wenn der „rationale“ Anteil der Psyche nicht mehr erreichbar ist. Deshalb wird auf Gefühle (→ die Thymopsyche) „abgezielt“; sie sollen angesprochen werden, weil Worte nicht mehr verständlich sind. Dabei werden → Pflegeimpulse gesetzt. Um herauszufinden, auf welche Themen oder Dinge der/die Demenzbetroffene am ehesten reagieren wird (ein Tier, gutes Essen, bestimmte Musik etc.) bedient man sich der Lebensgeschichte (→ Biografie). Auch werden Berührungen, haptische Reize – also Reize, die sich über das Tasten und Spüren ergeben (z. B. Stoff zum Handarbeiten, Nahrungsmittel zum Kochen) –, Gerüche oder auch → Schlüsselwörter eingesetzt. Aktivierung und Reaktivierende Pflege haben bei Erwin → Böhm im Grunde dasselbe Ziel, nur wird es anders erreicht. → Aktivierung richtet sich an Menschen, die → kognitiv gut erreichbar sind, während Reaktivierende Pflege sich an in ihrer Orientiertheit eingeschränkte Menschen richtet; → Böhm gibt hier das Stadium 3 seiner → Erreichbarkeitsstufen an.
Reaktivierung, die	Grundsätzlich: etwas wieder aktivieren, in der GPB wird Reaktivierung aber in der Regel anders verstanden, nämlich gemäß dem Pflegemodell nach Erwin → Böhm, siehe → Reaktivierende Pflege.
Regionale Biografie, die	Das, was für eine Region oder einen Ort an Geschehnissen, Dialekten, Speisen, bekannten Personen etc. typisch ist. *Siehe auch:* *→ Autobiografie* *→ Fremdbiografie* *→ Singuläre Biografie* *→ Historische Biografie* *→ Sammelbiografie*

Regression, die	Der Begriff wird in der GPB meist im Verständnis der Psychologie verwendet und meint das „Zurückfallen“ in frühere Entwicklungsstufen; praktisch „kann“ jemand nicht mehr essen oder trinken oder die Körperpflege übernehmen, obwohl das motorisch möglich wäre, oder jemand zeigt z. B. „kindliche“ Verhaltensweisen. Regression ist kein Prozess, den jemand bewusst und mit Absicht vollzieht, meist handelt es sich dabei um einen Mechanismus, der (unbewusst) helfen soll, mit einer schwer verkraftbaren Situation zurechtzukommen. Häufig wird Regression auch mit dem Wunsch nach Nähe, Zuwendung und Aufmerksamkeit in Verbindung gebracht.
Rehabilitation, die	Hier: Wiederherstellung der Gesundheit bzw. auch → Alltagsfähigkeit mit dem Ziel größtmöglicher Autonomie und Selbstständigkeit *Siehe auch:* *→ Aktivierung* *→ Re-Aktivierung* *→ Remobilisation*
Reisbergskala, die	Assessment-Instrument zur Erfassung von Fähigkeiten in Zusammenhang mit Alzheimer-Demenz; in vier Kategorien (normales Altern, leichte, mittelschwere, schwere oder sehr schwere Einschränkung); es werden z. B. Merkfähigkeit, Alltagsfähigkeiten, Sprechvermögen oder Fähigkeit zur Mobilität erfasst; die Auswertung erfolgt nach Punkteschema. Die Unterteilung in Demenzstadien (bzw. auch Abhängigkeit) geht häufig auf Reisberg zurück; siehe → Demenzstadien nach Reisberg *Siehe auch:* *→ Assessment, geriatrisches* *→ Basis-Assessment, geriatrisches*
Reizwort, das (Vermeidung)	Wort, das besonders bei Demenzbetroffenen Aufregung bzw. auch Ärger auslösen kann. Svenja Sachweh nennt hier z. B. die Worte „nein“, „doch“ und „trotzdem“, ebenso z. B. Krankenhaus (Sachweh 2012, S. 289); in der Regel sind Reizworte (die vermieden werden sollen), zwar individuell, allerdings lösen Begriffe wie Krieg, Feuerwehr, Geldtasche etc. mit großer Wahrscheinlichkeit Angst oder Unsicherheit aus. *Siehe auch:* *→ Schlüsselwort*

Reminiszenz, die	(lat. „reminisci“ = sich erinnern) meint – meist bedeutsame – Erinnerung an etwas; in der GPB sollen Reminiszenzen in der → Erinnerungspflege und → Biografiearbeit angestoßen werden, allerdings ohne therapeutischen Anspruch. Ziel dabei ist letztlich immer das Wohlbefinden der älteren Menschen, ebenso hat → Biografiearbeit unterschiedliche Ziele in Zusammenhang mit Pflege und Betreuung. *Siehe auch:* *→ Biografiearbeit* *→ Erinnerungspflege*
Remobilisation, die	Meint hier die – soweit mögliche – Wiederherstellung der → Mobilität (der möglichst selbstständigen Bewegungsfähigkeit) eines Menschen. Zusatz auf → Geriatrischen Stationen, → Akutgeriatrie und Remobilisation (AG/R), wie im österreichischen Strukturplan festgelegt: In der AG/R (Akutgeriatrie und Remobilisation) geht es darum, die akute Erkrankung zu behandeln, in der Remobilisation wird versucht, die Fähigkeit zu weitgehend selbstständiger Lebensführung wiederherzustellen und Lebensqualität aufrechtzuerhalten bzw. zu steigern. *Siehe auch:* *→ Rehabilitation* *→ Akutgeriatrie*
Ressource, die (Ressourcenorientierung)	Fähigkeiten, Möglichkeiten, grundsätzlich auch: alle Quellen, derer sich jemand bedienen kann Orientierung an den Ressourcen ist in der zeitgemäßen GPB zentral, was sie auch von → Reaktiver Pflege, → Versorgend-verwahrender Pflege oder → Warm-Satt-Sauber-Pflege unterscheidet.
Retrogenesemodell nach Reisberg, das (auch: Retrogenesetheorie, die)	Annahme, dass Demenzbetroffene die Entwicklungsstufen umgekehrt durchlaufen und am Ende der Erkrankung kognitive und motorische Fähigkeiten mit denen eines Säuglings vergleichbar sind. *Siehe auch:* *→ Demenzstadien nach Reisberg*
Ritual, das	Rituale sind Handlungen, die in immer derselben Weise durchgeführt werden; es handelt sich also um Gewohnheiten im Verhalten, die manchmal auch symbolischen (also: sinnbildlichen) Charakter haben. Sie sind für Menschen ganz grundsätzlich, und darum genauso auch in der Pflege und Betreuung Älterer wichtig.

	Rituale können in der GPB Folgendes bieten: a) sie können angenehme Reize verschaffen, (feierlich) berühren, entspannen und das Wohlfühlen fördern b) sie können Sicherheit, → Zugehörigkeit und Vertrautheit vermitteln c) sie können bestimmte Lebenssituationen erleichtern (z. B. Trauerrituale) d) sie können Orientierung bieten (z. B. zu den Jahreszeiten) und zugleich auch Vorfreude wecken e) sie können das „Einsteigen", die „Übergänge" und das „Aussteigen" erleichtern (z. B. ein Lied zu Beginn und Ende eines → Gedächtnistrainings) *Siehe auch:* *→ Tertiärgedächtnis* *→ Thymopsyche* *→ Tagesstrukturierung* *→ Normalitätsprinzip*
Rollenerhalt, der	Meint hier zunächst, dass Menschen unterschiedliche Lebensrollen einnehmen, die ihnen unterschiedlich wichtig sind. Besonders bei Eintritt in eine Pflegeeinrichtung ist es bedeutsam, dass eine oder mehrere (wenn auch in abgewandelter Form) erhalten werden können; insofern ist die Ermöglichung von Rollenerhalt eine bedeutsame Intervention der GPB, besonders im stationären Bereich. Das Einnehmen einer solchen Rolle sagt in ihrer Quantität nichts über die Bedeutung aus (jemandem kann die Mutterrolle die wichtigste sein, auch wenn sie „praktisch" nicht ausgeübt wird, umgekehrt kann ein Beruf ungeliebt gewesen und daher weniger wichtig sein). *Siehe auch:* *→ Biografiearbeit* *→ Zugehörigkeit*
Rollenumkehr, die	In der Pflege und Betreuung der eigenen Eltern: der Umstand, dass es nun nicht mehr die Eltern sind, die sich um das Kind kümmern, sondern umgekehrt das Kind sich um die Eltern. Die Rollenumkehr kann z. B. zu Spannungen führen, da sie für beide Seiten (Eltern und Kinder) oft nur schwer zu bewältigen ist. *Siehe auch:* *→ Filiale Reife* *→ Parenterale Reife* *→ Netzwerkstress*

R.O.T.	Auch: ROT = Realitätsorientierungstraining, es wurde in den USA von Psychiatern (Folsom und Taulbee) entwickelt und kommt sinnvollerweise in den früheren Stadien demenzieller Erkrankung zum Einsatz. Dabei kann die Orientierung zu Zeit, Ort, Situation und auch Person erfolgen, häufig versucht man aber, zu Zeit und Ort zu orientieren. Ziele sind etwa langfristige Steigerung des Selbstwertgefühls, insgesamt bessere Orientierung im Umfeld oder die Verlangsamung kognitiver Verluste und Abbauprozesse, die Verbesserung des Kommunikationsvermögens und der Erhalt und die Förderung von Ressourcen. *Elemente des R.O.T. sind:* *→ 24-Stunden-R.O.T.* *→ Classroom-R.O.T* *→ R.O.T.-Tafel*
R.O.T.-Tafel, die	Die ROT-Tafel ist eines von drei Elementen des R.O.T. Es handelt sich um eine Tafel, die (in Form austauschbarer Schilder und Bilder) Orientierung zu Kalenderjahr, Jahreszeit, Datum und diensthabenden Pflegepersonen bietet, auch andere Informationen sind möglich. Sie hängt an einem gut einsehbaren Ort der Pflegeeinrichtung. Die Informationen können in Worten und Symbolen vermittelt werden. Sie eignet sich sowohl zur „Besprechung" im Classroom-ROT als auch zur Einbindung ins 24-Stunden-R.O.T. *Siehe auch:* *→ R.O.T*
Rückzugsverhalten, das	Meint den Rückzug aus Kommunikation und/oder → Interaktion und/oder dem (sozialen) Leben. Rückzugsverhalten kann unterschiedliche Gründe haben, etwa → Altersdepression, ebenso aber den Heimeintritt, belastende Erlebnisse oder psychische Erkrankungen (z. B. → Demenz). *Siehe auch:* *→ Antriebslosigkeit*
S.P.L.A.T.T.	→ Sturzanamnese
Salutogenese, die	Der (vom Soziologen Aaron Antonovsky) begründete Begriff zielt auf den Prozess der Entwicklung und Erhaltung von Gesundheit ab. *Der Begriff soll in Abgrenzung zur Pathogenese deren Gegenstück bezeichnen und fragt nicht, wie Krankheit entsteht, sondern eher, wie*

	(z. B. durch welche → Ressourcen) Gesundheit erhalten bzw. wiederhergestellt werden kann. *Besonders im Lebensabschnitt des Alterns spielt die Gesunderhaltung und die Orientierung an → Ressourcen eine große Rolle.*
Sammelbiografie, die	Erwin → Böhm hat in seinem Frühwerk teilweise Sammelbiografien verfasst, die eine ungefähre Vorstellung über das Leben von Menschen zu bestimmten Zeitpunkten in bestimmten Regionen geben sollten. *Siehe auch:* *→ Autobiografie* *→ Fremdbiografie* *→ Singuläre Biografie* *→ Historische Biografie* *→ Regionale Biografie*
Sarkopenie, die	„Muskelschwund", Abbau der Skelettmuskulatur, Muskelmasse und damit Muskelkraft, der alternsbedingt ist – siehe → degenerativ
Schlafarchitektur, die	Aufbau des Schlafes; im Alter ändert er sich dahingehend, dass er insgesamt kürzer und leichter wird (→ Senile Bettflucht), teilweise wird mittags gerne kurz geschlafen/gedöst.
Schlafritual, das	→ Einschlafritual
Schlüsselwort, das	Hier: Wort, das für jemanden stark emotional besetzt ist. Schlüsselwörter mit positiver, emotionaler Besetzung können z. B. die Namen der Kinder oder des/der Lebenspartner*in sein, ebenso aber Begriffe zu Themen oder Dingen, die jemandem wichtig sind oder waren (z. B. der Geburtsort). Auch in der → Validation versucht man, mit Schlüsselwörtern zu arbeiten. *Siehe auch:* *→ Reizwort*

Schmerzassessment (auch: Schmerzerfassung) bei Menschen mit demenzieller Erkrankung	Menschen mit → Demenz können Schmerzen oft nicht äußern bzw. angeben. Daher wurden unterschiedliche Instrumente zum Schmerzassessment (Überprüfung, ob Schmerzerleben vorliegen könnte) entwickelt. Diese Testungen können bestimmte Situationen (z. B. Mobilisation/Bewegung) einschließen und können mittels Punktevergabe oder als Beobachtungsdokumentation (je nach Test) durchgeführt werden. *Gängige Schmerzassessment-Instrumente für Menschen mit demenzieller Erkrankung (bzw. für Menschen, die sich verbal nicht äußern können) sind:* *→ BESD* *→ BISAD* *→ ECPA* *→ ZOPA*
Schwarze Pflege, die	Schwarze Pflege nach Erich Schützendorf meint alle „erzieherischen" Absichten, mit denen an ältere Menschen herangetreten wird, wobei ihnen die Überzeugung zugrunde liegt, sie seien in irgendeiner Form „bösartig", „stur" oder hätten einen „bösen Willen", den man ihnen „austreiben" müsse, damit sie sich „sozial verträglich" verhalten. Der Begriff wurde von Schützendorf in Analogie zur „schwarzen Pädagogik" entwickelt. *Siehe auch:* *→ Gewalt* *→ Verkindlichung*
Seelenpflege, die	Von Erwin → Böhm in seinem Werk häufig verwendeter Begriff. Er meint, dass nicht nur der Körper, sondern auch die Seele gepflegt werden müsse. *Siehe auch:* *→ Psychobiographisches Pflegemodell* *→ Warm-Satt-Sauber-Pflege* *→ Altersseele*
Seelische und soziale Grundbedürfnisse, die	Stufe drei (von sieben) nach Erwin Böhms → Erreichbarkeitsstufen *Hier: Begriff aus dem → Psychobiografischen Pflegemodell nach Erwin Böhm*

Sekundäre Demenz, die	Demenz, die als Folge einer anderen Erkrankung auftritt. Sekundäre Demenz kann z. B. als Folge von Multipler Sklerose, Alkoholismus u.v.m. auftreten. *Siehe auch:* *→ Demenzformen*
Sekundärer Krankheitsgewinn, der ⊙	Zweite von vier Formen des → Krankheitsgewinns „Zusätzlicher" „Gewinn" aus einer Erkrankung, zum Beispiel Aufmerksamkeit und Zuwendung; der Krankheitsgewinn wird als unbewusster Prozess verstanden. *Siehe auch:* *→ Krankheitsgewinn*
Sekundäres Altern, das ⊙	Siehe → Altern, primäres und sekundäres
Selektion, die ⊙	Grundsätzlich: Auswahl, siehe aber → SOK *Teil des → SOK-Modells*
Selektivität, sozioemotionale, die ⊙	Theorie (nach L. Carstensen), die Folgendes besagt: ältere Menschen können dazu neigen, lieber wenige Beziehungen aufrechtzuerhalten und zu pflegen, wobei es sich dabei um als angenehm und emotional bereichernd erlebte Beziehungen handelt. Die Vermutung dabei: ältere Menschen haben nicht deshalb weniger unterschiedliche Beziehungen, weil sie im Alter quasi „ruhiger" werden (wie es in der → Disengagement-Theorie gesehen wird), oder keine anderen Möglichkeiten haben, sondern weil sie die sozialen Beziehungen sorgfältiger auswählen (vgl. z. B. Erlemeier 2002, S. 180f.). *Siehe auch:* *→ Alternstheorien*
Self-fullfilling Prophecy, die ⊙	Eine sich selbst erfüllende Prophezeiung (= wenn ein – meist negatives – Ereignis erwartet wird, ist die Wahrscheinlichkeit, dass es eintrifft, höher, weil man sich entsprechend verhält) *Siehe auch:* *→ Etikettierung* *→ Sozialer Abstieg, Stufen* *→ Dependency Support Script*

Semantische Demenz, die	Demenzform, die meist unter dem Überbegriff „Frontotemporale Demenz" gefasst ist. Die Frontotemporale Demenz umfasst demnach: – Frontotemporale Demenz – Semantische Demenz – Progrediente nichtflüssige Aphasie *Siehe auch:* *→ Frontotemporale Demenz*
Semantisches Gedächtnis, das	Siehe → Gedächtnisspeicher-Modell, inhaltlich
Seneszenzkrise, die	Krise, die durch das → Altern und die damit verbundenen Einschränkungen bzw. Veränderungen bedingt ist (und die professionelle Unterstützung erforderlich machen kann) (Raven 2009, S. 163f.). *Siehe auch:* *→ Fürsorge, vorausspringende und einspringende*
Senile Bettflucht, die	Frühes Erwachen, das durch die im Alter geänderte → Schlafarchitektur (Aufbau des Schlafes) bedingt ist *Siehe auch:* *→ Senium*
Senile Osteoporose, die	→ Osteoporose, die durch das Alter bedingt ist
Senium, das „senil"	Das Alter, Lebensabschnitt des Alters; „senil" bedeutet „das Alter betreffend" bzw. „durch das Alter bedingt" *Siehe auch:* *→ Seneszenzkrise* *→ Alter, Altern*
Sensorisch	Die Aufnahme über die Sinnesorgane betreffend, sinnlich wahrnehmbar *Siehe auch:* *→ Sensorische Aktivierung*
Sensorische Aktivierung, die	→ Aktivierung, sensorische
Sensorische Deprivation, die	→ Deprivation, sensorische

Sensormatte, die	Matte, die beim Betreten ein Signal absetzt. Besonders geeignet für ältere Menschen mit → Weglauftendenzen, die in Einrichtungen zur Pflege und Betreuung leben. *Siehe auch:* *→ Bewegung*
Sich wiederholende Bewegungen, die	Drittes Stadium (von vier) nach Naomi Feil Stadium, in dem Denk- und Sprachvermögen verloren gehen. Körperteile können als Symbole fungieren, denn die Betroffenen drücken sich mit Hilfe ihres Körpers aus oder geben Geräusche von sich. Unterdrückte Gefühle können Raum fordern und sich in Form heftiger Bewegungen (Auf- und Ab-Gehen, Trommeln, Schlagen u.v.m.) zeigen. *Siehe auch:* *→ Demenzstadien nach Naomi Feil*
Singuläre Biografie, die	Meint die persönliche Biografie, die – anders als die → Biografie „aus dem Geschichtsbuch“ (= historische Biografie) – die persönlichen Lebensumstände und auch Wahrnehmungen einer Person berücksichtigt. Die singuläre Biografie kann sich stark von der → Historischen Biografie unterscheiden. *Siehe auch:* *→ Autobiografie* *→ Fremdbiografie* *→ Sammelbiografie* *→ Historische Biografie* *→ Regionale Biografie*
Situative Orientiertheit, die	Eine von vier Dimensionen der → Orientiertheit Jemand kann das aktuelle Geschehen und die handelnden Personen zuordnen, er bzw. sie weiß, was gerade geschieht; die situative Orientiertheit kann ganz oder teilweise, vorübergehend oder dauerhaft eingeschränkt sein.
Sitzhose, die	Im Rollstuhl (oder auf einem Sessel) anbringbare Hose, die das Heraus- oder Herunterrutschen verhindert. Sie kann auch eine → Freiheitsbeschränkende Maßnahme sein.
Slow-Go	Älterer Mensch, der teilweise Pflege bzw. Betreuung benötigt. Slow-Gos werden von → No-Gos und → Go-Gos unterschieden. *Diese – aus dem angloamerikanischen Raum stammende – Unterscheidung orientiert sich nicht am Lebensalter, sondern am Grad der Abhängigkeit.*

Slow-Go	*Siehe auch:* *→ Abhängigkeitsgrad* *→ Altersabschnitte* *→ Alternsformen*
Smooth-Food, das	Form der Zubereitung unterschiedlicher Kostformen für Menschen mit Schluckstörungen. Sie zeichnet sich durch besonders ansprechende Optik aus. *Siehe auch:* *https://smoothfood.de/*
SOK-Modell, das	SOK (steht für: Selektion, Optimierung und Kompensation) ist ein von Baltes & Baltes stammendes Modell. Es will erklären, warum es vielen Älteren gelingt, ihr Leben trotz (z. B. körperlichen) Einschränkungen gut zu bewältigen und weiterhin das, was gerne getan wird, auch zu tun. Dabei wird davon ausgegangen, dass der Prozess des Alterns über kurz oder lang zur Veränderungen führt, was den Verlust bestimmter Möglichkeiten mit sich bringt (z. B. Abnahme der Leistungsfähigkeit). Dies könne aber durch drei unterschiedliche Mechanismen aufgefangen und abgefedert werden, nämlich durch → Selektion, → Optimierung und → Kompensation. Selektion bedeutet dabei, dass der älterwerdende Mensch sich auf das, was ihm besonders wichtig ist, konzentriert. Optimierung bedeutet dann, dass es zu unterschiedlichen Vorgängen kommt, die die Fähigkeit, etwas Bestimmtes zu bewältigen, so weit wie möglich steigern (z. B. Üben, Wiederholen etc.). Kompensation bedeutet dabei, dass unterschiedlichste Strategien eingesetzt werden, um bestimmte Verluste auszugleichen (z. B. die Erstellung von Merkhilfen wie Einkaufszetteln, Erinnerungsschildern oder der Einsatz von Hilfsmitteln aller Art). *Siehe auch:* *→ Assimilation und Akkommodation* *→ Coping*
Soziale Deprivation, die	→ Deprivation, soziale

Sozialer Abstieg, Stufen, die	Altere Menschen, denen von ihrem Umfeld nichts mehr zugetraut wird, können schließlich (ähnlich wie bei der → Etikettierung) tatsächlich Fähigkeiten verlieren; die Stufen dieses „Abstiegs" wurden von Kuypers und Bengtson dargestellt (siehe unten); sie zeigen auch gut die Problematik der → Versorgend-verwahrenden Pflege bzw. der rein → Reaktiven Pflege und verweisen umgekehrt auf die Wichtigkeit der → Ressourcenorientierung. *1. Ältere Menschen können unter auftretenden Verlusten leiden, dabei aber so „funktionieren" wollen „wie früher".* *2. Unsicherheit und Selbstzweifel können die Folge sein (Vergleich mit früheren Fähigkeiten).* *3. Die Umgebung älterer Menschen kann ihnen das Gefühl vermitteln, inkompetent zu sein, nicht mehr „mitzukommen".* *4. Ältere können dadurch in die Rolle der/des „Kranken" bzw. Abhängigen hineingeführt werden.* *5. Es kommt zur → Erlernten Hilflosigkeit, weil der Verlust früherer Fähigkeiten tatsächlich eintritt (zum Beispiel, weil zu viel Unterstützung gegeben wird).* *6. Ältere sehen sich schließlich selbst als „inkompetent" an. (nach Milisen et al. 2004, S. 12)* *Siehe auch:* *→ Etikettierung* *→ Altersstereotyp*
Soziales Altern, das	Soziales Altern meint die Interaktion zwischen dem (älteren) Menschen und anderen. Das „soziale Altern" bezeichnet besonders den Verlust sozialer Kompetenzen und Aktionsmöglichkeiten (Kommerell et al. 2014, S. 147). Die Ursache dafür kann in der Isolation liegen, zu der es im Alter oft kommt, umgekehrt scheint soziale Aktivität sich günstig auszuwirken. *Siehe auch:* *→ Kalendarisches (biografisches) Alter* *→ Biologisches Alter* *→ Altersformen*
Sozialisation, die	Stufe eins (von sieben) nach Erwin Böhms → Erreichbarkeitsstufen *Hier: Begriff aus dem → Psychobiografischen Pflegemodell nach Erwin Böhm*

Sozio-emotionale Selektivität, die	→ Selektivität, sozioemotionale
Speicher-modell, das	→ Gedächtnisspeicher-Modelle
Spiegeln, das	Hier: Element der → Validation Versuch, die Gefühle der/des Betagten wahrzunehmen und die eigene Gefühlslage letztlich entsprechend und in irgendeiner Form (z. B. auch mimisch, gestisch) zu zeigen. Möglich ist auch, dass das betreffende Gefühl laut ausgesprochen wird. Die Technik des Spiegelns dient vor allem der Entlastung der/des Betroffenen. Er oder sie soll deutlich wahrnehmen, dass das, was er ausdrücken möchte, beim Gegenüber auch „angekommen" ist. Spiegeln bedeutet nicht, alle Gefühle gutzuheißen. Ein praktisches Beispiel: Wenn jemand sich darüber beschwert, dass ihm andere im Zimmer alles durcheinandergebracht haben (obwohl das nicht der Fall ist), wird beim Spiegeln nicht versucht, ihm die Wahrnehmung auszureden. Sie wird aber auch nicht bestätigt, sondern z. B. wird gesagt: „So eine Frechheit! Da ordnet man sich alles und dann bringt jemand alles durcheinander. Das würde mich auch ärgern!" *Siehe auch:* *→ Fragetechniken*
Sprichwörter, die (Verwen-dung von)	Haben im → Gedächtnistraining große Bedeutung und können von älteren Menschen auch im Stadium fortgeschrittener Demenz häufig vervollständigt werden. *Siehe auch:* *→ Folklore*
Stehende Hautfalte, die	Hautfalten-Test: Eine Hautfalte vorsichtig mit Zeige- und Mittelfinger sowie Daumen anheben und beobachten, ob sie „stehen bleibt" und nur langsam wieder absinkt, dies wäre ein Hinweis auf → Exsikkose.
Stereotyp, das	Gleichartige Zuschreibung einer Gruppe gegenüber, der man selbst nicht angehört. Siehe auch: → Altersstereotyp

Stolperfalle, die (meint: Vermeidung von Stolperfallen) 🖐🖐	Am Boden liegende Gegenstände oder Einrichtungsgegenstände, die einen Sturz verursachen können („Darüberstolpern"). In der Sturzprophylaxe werden Stolperfallen als → Exogene Sturzrisikofaktoren gesehen, sie müssen entfernt (bzw. in nicht sturzbegünstigender Form angebracht) werden. *Siehe auch:* *→ Sturzprophylaxe*
Stories, die ⊙	Kleine Alltagsgeschichten, die einem Menschen wichtig sind und die er immer wieder erzählt, für Erwin Böhm die optimale Form der → Datenerhebung bei Biografiearbeit. Der Begriff wird von → Böhm verwendet; demnach bestehen Lebensbiografien aus „Stories"/„Geschichten". *Siehe auch:* *→ Datenerhebung bei Biografiearbeit* *→ Psychobiografisches Pflegemodell*
Stressinkontinenz, die (auch: Belastungsinkontinenz, die) 🚑	Inkontinenz aufgrund von Belastung (z. B. beim Stiegen steigen, Lachen oder Niesen) Stressinkontinenz wird häufig durch Gebärmuttersenkung (die im Alter physiologisch ist) begünstigt, sie wird auch als Belastungsinkontinenz bezeichnet. *Siehe auch:* *→ Inkontinenz (hier werden alle Formen aufgezählt, die in der GPB von besonderer Bedeutung sind)*
Strukturelle Gewalt, die ⊙	Form der → Indirekten Gewalt Gewalt, die nicht direkt durch Personen ausgeübt wird, sondern in der gesellschaftlichen Struktur bedingt ist, die wiederum bestimmte Rahmenbedingungen (wie z. B. geringe Pensionshöhe, geringer Stellenwert von Pflege und Betreuung etc.) vorgibt oder bedingt. Kommt es dadurch zum Erleben von Mangel, Vernachlässigung, zu geringer Zuwendung etc., so liegen die Ursachen nicht in einzelnen Personen, sondern in der durch die einzelne Institution bestimmende Struktur. *Siehe auch:* *→ Gewalt* *→ Institutionelle Gewalt* *→ Indirekte Gewalt* *→ Direkte Gewalt*

Stupor, der	Stupor (lat.: „Erstarrung“) ist ein Zustand der Antriebsminderung, der sehr stark ausgeprägt ist. Betroffene können „erstarrt“ wirken, kaum auf Reize reagieren und in der gesamten Kommunikations- und Interaktionsfähigkeit stark eingeschränkt sein. *Siehe auch:* → *Depressiver Stupor* → *Apathie* → *Lethargie*
Stufen des sozialen Abstiegs, die	→ Sozialer Abstieg, Stufen
Stuhlpsychose, die	In der Pflege lange gebräuchlicher Begriff, der immer dann verwendet wurde, wenn (besonders) ältere Menschen angaben, keinen oder zu wenig Stuhlgang zu haben. Dieser Begriff ist nicht mehr zeitgemäß, da weder der Begriff der Psychose (der auf wahnhaftes Erleben schließen lässt) richtig ist, noch von außen bestimmt werden kann, ab wann ein Empfinden „richtig“ oder „falsch“ ist. *Siehe auch:* → *Wahn*
Sturzanamnese, die	Erhebung und Sammlung von (Vor-)Informationen, die ein Sturzgeschehen betreffen. Im Rahmen des S.P.L.A.T.T.-Schemas werden folgende Punkte erhoben: – Symptoms (Symptome zum Zeitpunkt des Sturzes) – Previous Falls (vorangegangene Stürze) – Location (Ort des Sturzereignisses) – Activity (Aktivität, die zum Sturzzeitpunkt ausgeübt wurde) – Time (Zeitpunkt des Sturzes) – Trauma (Verletzungen, die der Sturz ausgelöst hat) *Siehe auch:* → *Endogene Sturzrisikofaktoren* → *Exogene Sturzrisikofaktoren* → *Sturzhose* → *Bewegung in der GPB* → *Sturzprophylaxe*

Sturzhose, die	Kurze Hose, in die beidseitig (links und rechts) → Hüftprotektoren (das sind kleine Polster) eingelegt werden können. Die Sturzhose soll Verletzungen (vor allem Brüche) beim Sturz verhindern. *Siehe auch:* *→ Bewegung in der GPB*
Sturzprophylaxe, die	Alle Maßnahmen, die Stürze vermeiden sollen *Siehe auch:* *→ Endogene Sturzrisikofaktoren* *→ Exogene Sturzrisikofaktoren* *→ Sturzhose* *→ Bewegung in der GPB* *→ Sturzanamnese*
Sundowning-Syndrom, das	Betroffene werden abends (Sundowning = Sonnenuntergang) munter, können Drang zur Aktivität empfinden und fühlen sich nicht müde. In der GPB versucht man heute nicht mehr, Betroffene zum Schlafen zu überreden, sondern nimmt die Aktivität in Kauf. In einigen Ländern gibt es so genannte Nachtcafés in Einrichtungen zur GPB, in denen die Betroffenen in Gesellschaft sitzen können. *Siehe auch:* *→ Tag-Nacht-Umkehr* *→ BPSD*
Symbole, die	In der GPB einerseits für die → Lesbarkeit der Umgebung von Bedeutung, z. B. sind Zimmer in der Regel oft mit Bildern bzw. Symbolen beschriftet, da → Digitale Kommunikation oft nicht mehr verstanden wird. Umgekehrt gehen einige Modelle (besonders die → Validation bzw. auch das → MPBM) davon aus, dass sich Demenzbetroffene in späteren Stadien auch symbolhaft ausdrücken (z. B. könnte in dieser Denkart die Suche nach einem Ehering für das Suchen nach dem/der Partner*in stehen). *Siehe auch:* *→ Lesbarkeit* *→ Normalitätsprinzip* *→ Umgebungsgestaltung*
Sympathikoton	Eigentlich: auf das sympathische Nervensystem bezogen. Hier: Begriff, der im → Psychobiografischen Pflegemodell verwendet wird und der die Grundstimmung bzw. -haltung eines Menschen hinsichtlich der Entscheidungs- und Risikofreudigkeit meint: Menschen mit sympathikotoner Grundstimmung gelten als eher entscheidungs-

Sympathikoton	und risikofreudig, probieren gerne Neues aus und kommen mit Veränderungen eher leicht zurecht. *Siehe auch:* *→ Parasympathikoton*
Taktil-haptische Stimulation, die	Versuch, Menschen über das Tasten und Greifen mit Reizen anzufluten. Verschiedenste Materialien können ganz unterschiedlich aufbereitet werden. Beispielsweise: Felle, Tücher, Wolle, Plüsch, Flanell, ebenso Materialien aus der Natur (z. B. Kork, Holz, Pflanzen). Die Materialien können auch auf die Lebensgeschichte bezogen sein (siehe → Biografie, → Biografiearbeit); zu beachten ist, dass davon keine Gefahr ausgeht (dass sie sich also nicht lösen und z. B. verschluckt werden können, dass sie keine Verletzungen erzeugen können etc.). *Teil der → Basalen Stimulation, es handelt sich dabei um eine von unterschiedlichen Möglichkeiten der Anflutung mit Reizen.* *Siehe auch:* *→ Fühlkissen* *→ Greifbrett* *→ Nesteldecke*
Tages-strukturierung, die	Ist eng mit der → Umgebungsgestaltung und → Lesbarkeit verwandt. In der GPB wird eine immer ähnlich ablaufende Grundstruktur angestrebt, was sowohl den Tagesablauf (einzelner Tag) als auch den Wochenverlauf oder das Kalenderjahr betrifft. → Normalität und → Ritual spielen dabei eine große Rolle; Ziel ist, dass Klient*innen sich innerhalb des Tages und der Woche orientieren können. Bei Demenzbetroffenen sind dabei auch scheinbare „Kleinigkeiten" wichtig. Sie können z. B. nicht abstrahieren, sondern sind auf das unmittelbar Sicht- und Hörbare angewiesen. Ein Bad zu einem „ungewohnten" Wochentag oder zu einer ungewohnten Tageszeit kann die → Orientiertheit nachhaltig beeinträchtigen, ebenso aber ein – gut gemeintes – „Guten Morgen!", wenn jemand am Mittagstisch eingeschlafen ist. *Siehe auch:* *→ Normalitätsprinzip* *→ Ritual* *→ Lesbarkeit* *→ Biografiearbeit* *→ Umgebungsgestaltung*

Tag-Nacht-Umkehr, die	Betroffene sind am Tag müde und schläfrig, in der Nacht aber munter. Die Tag-Nacht-Umkehr ist ein mögliches Symptom einer → Demenz. *Siehe auch:* *→ Sundowning-Syndrom* *→ BPSD*
Tellington-Touch, der	Kreisende Bewegung mit der Handfläche über den Rücken, die von demenziell Erkrankten sehr gut angenommen werden soll (Grond 2003, S. 94)
Terminales Stadium, die (auch: Terminalphase, die)	Letzte Lebensphase bei schwerer Erkrankung
Tertiärer Krankheitsgewinn, der	Dritte von vier Formen des → Krankheitsgewinns Gewinn, den Dritte durch die Erkrankung einer Person haben können; gemeint sind hier zum Beispiel helfende Angehörige, die das Gefühl des Gebrauchtseins haben; der Krankheitsgewinn wird als unbewusster Prozess verstanden. *Siehe auch:* *→ Krankheitsgewinn*
Tertiärgedächtnis, das	Eigentlich ein Teil des → Gedächtnisspeicher-Modells, spielt aber eine Sonderrolle. Kann als Gefühlsgedächtnis bezeichnet werden, in dem aber auch Alltagshandlungen geprägt sind. „Sehr stark im Tertiärgedächtnis geprägte Situationen können z. B. sein: Gedanken als Kind, Träume, Phantome, Gelüste, Hirngespinste, heimliche Sünden, gestohlene Freuden." Damit sind aber ebenso Inhalte gemeint, die „laufend benötigt und als ‚Routine' angesehen werden können". (Böhm 1999, S. 96) *Siehe auch:* *→ Gedächtnisspeicher-Modell*
Thymopsyche, die	„Gefühlsseele" – in modellhafter Vorstellung jener Anteil der menschlichen Psyche, der über Gefühle ansprechbar ist. Spielt im → Psychobiografischen Pflegemodell nach → Böhm eine Rolle (wenn etwa Demenzbetroffene nicht mehr über den „Verstand" erreichbar scheinen).

Thymopsyche, die	*Siehe auch:* *→ Noopsyche*
Tiere in der GPB	Tiere treten in der GPB in unterschiedlicher Form in Erscheinung, und zwar in Form von → möglicher Haltung eigener Tiere in Einrichtungen zur GPB (optimal) → Besuchstieren (häufig handelt es sich dabei um ausgebildete Therapietiere) Nachdem Tiere für Ältere oft wesentliche Bezugspunkte sind, ist die Möglichkeit der Mitnahme des eigenen Tieres eine optimale → Ressource; die Interaktion mit Tieren adressiert unter Umständen das → Tertiärgedächtnis und kann wesentlicher Bestandteil von → Re-Aktivierung sein. *Siehe auch:* *→ Biografiearbeit* *→ Aktivierung* *→ Re-Aktivierung* *→ Gedächtnisspeichermodelle*
Time-up-and-Go-Test, der	Assessment zur Beurteilung von Mobilität und Sturzrisiko, wobei z. B. Gelenkfunktion oder Gleichgewicht beurteilt werden. Die Durchführung ist einfach: Der/die auf einem Stuhl mit Armlehne sitzende Klient*in soll aufstehen, eine drei Meter lange Strecke gehen, umdrehen und sich dann wieder setzen. Hilfsmittel können benutzt werden, Unterstützung durch andere Personen ist nicht zulässig. Die benötigte Zeit wird gemessen, wobei die Dauer Hinweise auf die Mobilitätseinschränkung gibt (umso stärker, je mehr Zeit benötigt wird). *Siehe auch:* *→ Assessment, geriatrisches* *→ Basis-Assessment, geriatrisches*
Tinetti-Test, der (auch: Tinetti-Score, der)	Assessment, das Mobilität und Sturzrisiko erhebt. Es existieren unterschiedliche Varianten. Dabei werden unterschiedliche Kategorien (oft sind es zwei) bewertet. So werden etwa Gleichgewicht (mit z. B. Aufstehen, Hinsetzen, Standsicherheit etc.) und Gehprobe (mit z. B. Schrittlänge, -breite und -höhe, Stabilität des Rumpfes etc.) getestet und bewertet. Hier weisen niedrige Punkteanzahlen auf Einschränkungen der Mobilität bzw. auch auf ein Sturzrisiko hin.

	Siehe auch: *→ Assessment, geriatrisches* *→ Basis-Assessment, geriatrisches*
Trailing, das	„Nachlaufen“, Trailing kann ein typisches Verhalten Demenzbetroffener sein, es wird dabei einer bestimmten (oder allen „greifbaren“) Pflegeperson(en) nachgelaufen (Pflegende sagen dazu manchmal, der Betroffene folgt einem „wie ein Schatten“). *Siehe auch:* *→ BPSD* *→ Demenzsymptome*
Uhrentest, der (auch: Clock completion; Clock drawing test)	Testung zur Feststellung → Demenzieller Erkrankungen. Es müssen die Zeiger einer Uhr auf ein „leeres“ Zifferblatt gezeichnet werden. Geordnetheit der Zeichnung und Anordnungsfähigkeit der Zeiger zur gefragten Uhrzeit sollen Aufschluss über unterschiedliche → kognitive Fähigkeiten geben. *Siehe auch:* *→ Assessment, geriatrisches* *→ Basis-Assessment, geriatrisches*
Ultrakurzzeitgedächtnis, das	→ Gedächtnisspeicher-Modell, zeitlich
Umformulieren, das	Element aus der → Validation Technik, die Aussagen (z. B. eines Demenzbetroffenen) wiederholt, und zwar werden dabei die → Schlüsselworte wiederholt. Das sind jene Worte, die besonders wichtig (emotional besetzt) sind und die er hervorhebt. Man muss dabei nicht unbedingt verstehen, was diese Worte bedeuten (auch „Phantasieworte“ sind möglich). Indem man umformuliert, versucht man, herauszufinden, was jemand meint, erlebt oder sagen will. Zum Beispiel spricht jemand vom „Wauzi“. Man könnte das Wort dann wiederholen, einen Hund erwähnen, vom Bellen sprechen etc.; wichtig sind einfache Formulierungen, kurze Sätze und sehr viel Aufmerksamkeit. Beim Umformulieren wird immer beobachtet: Fühlt der/die Betroffene sich verstanden? Entspannt er oder sie sich? Wirkt er/sie aufgeregter? etc. *Siehe auch:* *→ Fragetechniken*

Umgangsempfehlung, die (im → MPBM)	Element des → MPBM Die Umgangsempfehlung entsteht aus dem Austausch im Pflege- und Betreuungsteam über positive Erfahrungen und angenehmes Erleben in Zusammenhang mit Bewohner*innen. Sie enthält dann z. B. Information darüber, welches Verhalten jemandem guttut und worauf er/sie positiv reagiert. Wesentlich dabei ist die Überlegung, wie man den Alltag gestalten kann, um diese Reaktionen wieder hervorzurufen. *Siehe auch:* *→ MPBM* *→ Mäeutik*
Umgebungsgestaltung, die	Die Gestaltung der Umgebung wirkt sich auf Wohlbefinden und → Orientiertheit aus, meint auch Abläufe und → Rituale, wird in der GPB meist auf die → Biografie bezogen durchgeführt und beinhaltet auch das → Normalitätsprinzip. *Siehe auch:* *→ Milieu* *→ Lesbarkeit* *→ Tagesstrukturierung*
Unglücklich orientiert	Erstes Stadium (von vier) nach Naomi Feil Die Betroffenen sind mangelhaft/unglücklich orientiert, also: teilweise orientiert, aber unglücklich, da sie den einsetzenden Verlust ihrer → kognitiven Fähigkeiten spüren. Diese sind dabei weitgehend aufrecht, auch an gesellschaftlichen Rollen und Aufgaben wird noch festgehalten. *→ Demenzstadien nach Naomi Feil*
Urge-Inkontinenz, die	Urge = engl.: Drang; Die Drang- oder Urgeinkontinenz kann motorisch (z. B. durch demenzielle Erkrankungen, Medikamenteneinnahme, degenerative Erkrankungen des zentralen Nervensystems) oder sensorisch (durch Erkrankungen der Blase wie z. B. Zystitis) bedingt sein. Die Betroffenen leiden unter intensivem, oft dauerndem Harndrang. *Siehe auch:* *→ Inkontinenz (hier werden alle Formen aufgezählt, die in der GPB von besonderer Bedeutung sind)*
Urkommunikation, die	Stufe sieben (von sieben) nach Erwin Böhms → Erreichbarkeitsstufen

Use it or lose it	Wendung aus dem angloamerikanischen Raum mit folgender Bedeutung: Was nicht verwendet (trainiert) wird, verkümmert. *Siehe auch:* *→ Disuse-Hypothese* *→ Bed is bad*
Van der Kooij, Cora	Begründerin des → MPBM (Siehe auch → Mäeutik), niederländische Krankenschwester (Gesundheits- und Krankenpflegerin) und Historikerin, 1946-2018 *Siehe auch:* *→ Mäeutik* *→ MPBM*
Validation, die	Kommunikations- bzw. Interaktionsmethode nach Naomi → Feil, die besonders für Kommunikation bzw. → Interaktion mit Demenzbetroffenen geeignet ist Siehe auch: → Demenzstadien nach Naomi Feil in der Validation *Validation möchte dem/der Gesprächs- bzw. Interaktionspartner*in Gefühle des Verstandenseins und der Wertschätzung vermitteln und ihn/sie, wenn nötig, entlasten. Unter anderem versucht man in der Validation, durch unterschiedliche Gesprächstechniken herauszufinden, was jemand ausdrücken möchte. Man versucht weiter, damit so umzugehen, dass im Betroffenen das größtmögliche Wohlbefinden entstehen kann.* *Anders als bei anderen Methoden (z. B. bei → R.O.T.) geht es dabei nicht darum, zu orientieren. Im Vordergrund stehen die Gefühle des Betroffenen, auch im Prozess des Validierens selbst. Validation ist grundsätzlich für alle Stadien der Demenz (und auch für gesunde Menschen) geeignet, in späteren Stadien ist sie allerdings die bevorzugte Methode.* *Siehe auch:* *→ Fragetechniken* *→ Demenzstadien nach Naomi Feil*
Validierende Pflege, die	Die → Validation wurde von Brigitte Scharb zu einem Modell entwickelt, das nicht allein Kommunikation und Interaktion bietet, sondern im gesamten Prozess von Pflege (inklusive der Alltagsaktivitäten) integriert werden kann. *Siehe auch:* *→ Validation*

Vaskuläre Demenz, die	Demenzform, die durch Durchblutungsstörungen im Gehirn bedingt und letztlich meist die Folge kleinerer Insulte (Schlaganfälle) ist *Siehe auch:* *→ Demenz*
Vegetieren, das	Viertes Stadium (von vier) nach Naomi Feil Der/die Betroffene hat sich völlig „zurückgezogen“, setzt keinerlei Aktivitäten, liegt oft in Embryonalstellung im Bett, bewegt sich kaum wahrnehmbar; meist sind die Augen geschlossen, auch nahe Angehörige werden nicht mehr erkannt (entspricht Böhms Erreichbarkeitsstufe der Urkommunikation, siehe → Erreichbarkeitsstufen). *Siehe auch:* *→ Demenzstadien nach Naomi Feil*
Verarmungswahn, der	Unverrückbare Vorstellung, von Verarmung betroffen zu sein und nichts mehr zu besitzen. Diese Vorstellung kann mit entsprechenden Verhaltensweisen einhergehen (z. B. enorme Sparsamkeit) und kann auch gemeinsam mit anderen, unverrückbaren Vorstellungen auftreten (ein Beispiel wäre die feste Überzeugung, bestohlen worden zu sein). In der GPB trifft man diese Überzeugungen häufig an. *Grundsätzlich handelt es sich beim sogenannten Wahn um feste Überzeugungen, die mit Realitätsverlust einhergehen (= sie entsprechen der Wirklichkeit nicht).* *In der Betreuung von Menschen, die – mit oder ohne – → Demenzerkrankung in einer Einrichtung leben, ist hier aber Vorsicht geboten. Wenn jemand den (tatsächlichen!) Verlust von Wohnung, Umgebung und teilweise auch sozialem Umfeld erlebt, entspricht die Vorstellung, verarmt oder „bestohlen“ worden zu sein zwar nicht der Realität, hat aber durchaus eine „reale“ Grundlage.* *Siehe auch:* *→ Wahn*
Verbale Kommunikation, die	Meint zumeist das sprachliche Zeichen, also das gesprochene bzw. auch geschriebene Wort in seiner Bedeutung *In Abgrenzung dazu gibt es die → Nonverbale Kommunikation, die umso wichtiger wird, je weniger jemand Worte (also die verbale Kommunikation) versteht.*

	Siehe auch: *→ Analoge Kommunikation* *→ Digitale Kommunikation* *→ Reaktivierung*
Verborgenes Ich, das	Drittes Stadium (von vier) nach Cora → Van der Kooij im → MPBM Hier ist → Rückzugsverhalten möglich, die → Orientiertheit ist in allen Dimensionen eingeschränkt, möglich sind weitere Verhaltensauffälligkeiten (→ BPSD), möglicherweise werden auch nahestehende Personen nicht mehr zugeordnet bzw. erkannt. *Siehe auch:* *→ Demenzstadien* *→ Demenzstadien nach Cora → Van der Kooij im → MPBM*
Verfolgungswahn	Unverrückbare Überzeugung, von anderen verfolgt zu werden. Möglich ist auch die Überzeugung, ständig Gegenstand der Gespräche zu sein (es würde andauernd über einen geredet etc.). *Siehe auch:* *→ Wahn*
Vergiftungswahn, der	Unverrückbare Überzeugung, von anderen vergiftet zu werden. Häufig werden bei vorliegendem Vergiftungswahn Speisen erst nach einer gewissen Wartezeit (zeigen z. B. Mitbewohner*innen Stunden nach einer Mahlzeit keine Vergiftungssymptome?) gegessen, auch andere Rituale sind möglich. *Siehe auch:* *→ Wahn*
Verirrtes Ich, das	Zweites Stadium (von vier) nach Cora → Van der Kooij im → MPBM Fortgeschrittene Einschränkungen in der → Orientiertheit und im → Kurzzeitgedächtnis, zunehmende Bedeutung der Gefühlsebene, ebenfalls auch von → Symbolen; Verhaltensauffälligkeiten (→ BPSD) sind möglich, etwa → Agitiertheit oder → Wandern *Siehe auch:* *→ Demenzstadien* *→ Demenzstadien nach Cora → Van der Kooij im → MPBM*

Verkindlichung, die (auch: Infantilisierung, die)	Die Behandlung Erwachsener in einer Weise, die an den Umgang mit Kleinkindern erinnert. Verkindlichung kann in allen Formen der Kommunikation geschehen („Tadel", Androhung von „Konsequenzen", aber auch übertriebenes Lob etc.) und ist eine Form von → Gewalt. *Siehe auch:* *→ Schwarze Pflege*
Verlaufsmodell, qualitatives, das	→ Qualitatives Verlaufsmodell
Verlegungsstresssyndrom, das	Pflegediagnose in unterschiedlichen, pflegediagnostischen Klassifikationen Sie zeigt Risikofaktoren, Symptome und Interventionsmöglichkeiten in Zusammenhang mit Stress und Belastung, die durch örtlichen Wechsel (hier: Einzug in eine Einrichtung zur GPB) entstehen können. *In Zusammenhang mit Verlegungsstress sind unterschiedliche Symptome möglich, z. B. Einschränkungen der → Orientiertheit, → Inkontinenz und Verhaltensauffälligkeiten, die sich bei Vorliegen einer → Demenz noch verstärken können (→ BPSD).* *Siehe auch:* *→ Reaktanz*
Versorgend-verwahrende Pflege, die	Form von GPB, die stark versorgend und auch sicherheitsgebend orientiert ist. Das ist nicht grundsätzlich schlecht, häufig ist sie aber mit → Reaktiver Pflege verbunden, d. h. es wird eher auf → Defizite reagiert als an und mit → Ressourcen gearbeitet. *Ein Gegenentwurf zur → Versorgend-verwahrenden Pflege ist das → Psychobiografische Pflegemodell nach Erwin → Böhm bzw. überhaupt die → Ressourcenorientierung.* *Siehe auch:* *→ Kompensierende Pflege* *→ Reaktive Pflege* *→ Paternalismus*
Versunkenes Ich, das	Viertes Stadium (von vier) nach Cora → Van der Kooij im → MPBM Meist sind die Betroffenen bettlägerig mit erhöhtem Pflegebedarf, sie nehmen kaum aktiv Kontakt auf. *Siehe auch:* *→ Demenzstadien* *→ Demenzstadien nach Cora → Van der Kooij im → MPBM*

Verwahrende Pflege, die	→ Versorgend-verwahrende Pflege
Verwirrtheit, die	Mittlerweile unüblicher Begriff (da nicht differenzierend und nicht präzise). Falls überhaupt bezeichnet man damit, dass jemand in allen Dimensionen der → Orientiertheit eingeschränkt oder desorientiert ist (also zeitlich, örtlich, situativ und zur Person). *Siehe auch:* *→ Orientiertheit* *→ Eingeschränkte Orientiertheit*
Vestibuläre Stimulation, die	Versuch, Menschen über das Ansprechen der Wahrnehmung des eigenen Körpers bzw. auch der Bewegungen im Raum mit Reizen anzufluten Das kann zum Beispiel sanftes (gesichertes) Wippen oder Schaukeln sein (wobei die betroffene Person z. B. von hinten vorsichtig umfasst wird), oft wird auch die Berührung des Bodens mit den nackten Fußsohlen als angenehm empfunden, es bietet das Gefühl von „Boden unter den Füßen" und gute Orientierung im Raum (gerade bei Menschen, die den ganzen Tag z. B. im Rollstuhl sitzen und Schuhe tragen). *Teil der → Basalen Stimulation, es handelt sich dabei um eine von unterschiedlichen Möglichkeiten der Anflutung mit Reizen* *Siehe auch:* *→ Basale Stimulation*
Vibratorische Stimulation, die	Versuch, Menschen über das Erlebenlassen von Vibrationen mit Reizen anzufluten. Z. B. können Massagegeräte (aber auch eine elektrische Zahnbürste) als angenehm auf der Haut empfunden werden, ebenso Massagebewegungen mit den Händen. *Teil der → Basalen Stimulation, es handelt sich dabei um eine von unterschiedlichen Möglichkeiten der Anflutung mit Reizen* *Siehe auch:* *→ Basale Stimulation*
Viertes Lebensalter, das	Lebensalter, das dem → Dritten Lebensalter folgt. Es ist von Folgen des Alterns begleitet. Das kann bedeuten, dass im vierten Lebensalter Einschränkungen und/oder Erkrankungen auftreten. *Der Begriff des → Dritten bzw. Vierten Lebensalters geht auf den Soziologen Peter → Laslett zurück* *Siehe auch:* *→ Primäres und sekundäres Altern*

Vigilanz, die	„Wachheit“ (auch: Ansprechbarkeit, Aufmerksamkeitsfähigkeit) eines Menschen *Veränderungen der Vigilanz (wie z. B. Benommenheit bis hin zum Koma) werden als Bewusstseinsstörungen bezeichnet.*
Visuelle Stimulation, die	Versuch, Menschen über das Ansprechen des Sehsinns mit angenehmen Reizen anzufluten. Es können zum Beispiel Bilder oder Farben gezeigt werden, die Umgebung kann kontrastreich und in gut wahrnehmbarer Farbgebung gestaltet werden etc. *Teil der → Basalen Stimulation, es handelt sich dabei um eine von unterschiedlichen Möglichkeiten der Anflutung mit Reizen* *Siehe auch:* *→ Basale Stimulation*
Vokale Störung, die	„Lärm machendes Verhalten“ (Halek et al. 2006, S. 40), möglich ist z. B. Schreien oder Fluchen, das Wiederholen immer desselben Wortes oder derselben Frage (z. B. „Schwester, Schwester, Hilfe, Hilfe, Hilfe“ etc.), Murmeln, Jammern oder Stöhnen, Singen, Geräusche-Machen (z. B. Grunzen) etc. Wesentlich ist, dass die andauernde Wiederholung dieses Verhaltens von der Umgebung teilweise als sehr belastend empfunden wird. *Siehe auch:* *→ BPSD* *→ Demenzsymptome*
Vorlagentest, der	Verfahren zur Einschätzung des Schweregrades einer Harn- → Inkontinenz; es wird Flüssigkeit zum Trinken verabreicht und zu bestimmten Bewegungen (z. B. Treppensteigen, Husten, Laufen, Hände unter fließendem Wasser waschen, etwas vom Boden aufheben etc.) aufgefordert. Die zuvor gegebene Vorlage wurde im trockenen Zustand gewogen. Ebenfalls erfolgt nach den Übungen ein Abwiegen; aus dem Gewicht wird die Urinmenge abgeleitet und so der Schweregrad der Inkontinenz bestimmt. *Siehe auch:* *→ Assessment, geriatrisches* *→ Basis-Assessment, geriatrisches*
Vulnerabilität, die	Verletzlichkeit, Anfälligkeit *Beispiel: ältere Menschen sind häufig vulnerabler als jüngere.*

Wahn, der (auch: Wahnhafte Störung, die)	Psychiatrische Erkrankung mit Realitätsverlust und fehlender Krankheitseinsicht, unverrückbare Überzeugung, die nicht ausgeredet werden kann. *In der GPB wird häufig von unterschiedlichen „Wahnstörungen" oder -bildern gesprochen, allerdings mag das Erleben, plötzlich „verarmt" oder „bestohlen worden" zu sein mit tatsächlich erlebten Verlusten in Zusammenhang stehen (wenn jemand etwa vom Krankenhaus direkt in eine Einrichtung zur GPB einzieht).* *Siehe auch:* *→ Verarmungswahn* *→ Bestehlungswahn* *→ Vergiftungswahn* *→ Dermatozoenwahn* *→ Verfolgungswahn*
Wandern, das (auch: „Wandering")	Umhergehen, Umherwandern *Das sogenannte Wandern kommt oft im ersten → Stadium bzw. frühen Stadien einer demenziellen Erkrankung vor.* *Siehe auch:* *→ Demenzstadien* *→ Demenzsymptome* *→ Bewegung in der GPB* *→ Eat by Walking*
Wann-Wo-Was-Wie-Fragen, die	Element aus der → Validation Fragen nach dem Wann, Wo, Was oder Wie sollen Demenzbetroffene zum Erzählen bringen; man versucht herauszufinden, was sie beschäftigt, ängstigt oder auch freut. *Fragen nach dem „Warum" sind demnach zu vermeiden, da – so eine zentrale Annahme im Konzept – Demenzbetroffene die Gründe für ihr Verhalten in der Regel nicht nennen können.* *Siehe auch:* *→ Validation* *→ Fragetechniken*
Warm-Satt-Sauber-Pflege, die	Form der Pflege, bei der es hauptsächlich darum geht, dass jemand sauber („gewaschen") und satt ist und es warm hat. Gemeint ist also, dass nur die grundlegendsten Bedürfnisse gestillt sind, während seelische Bedürfnisse bzw. → Ressourcenorientierung kaum oder wenig Platz finden.

Warm-Satt-Sauber-Pflege, die	*Der Begriff wurde von Erwin → Böhm geprägt. Er entstand in Abgrenzung zu einer GPB, in der die seelischen (psychischen) Bedürfnisse nicht nur geduldet sind, sondern sogar im Mittelpunkt stehen. Mit der → Biografiearbeit brachte Böhm auch die sehr bewusste Beschäftigung mit den psychischen Bedürfnissen in die Pflege; der Begriff → Seelenpflege wird von Böhm oft in Abgrenzung zur Warm-Satt-Sauber-Pflege verwendet.* *Siehe auch:* *→ Psychobiografisches Pflegemodell* *→ Biografiearbeit* *→ Reaktivierung*
Weglauf-tendenz, die	Die Neigung, die Einrichtung zu verlassen oder innerhalb einer Einrichtung zur Pflege und Betreuung den Wohnbereich zu verlassen. Der Begriff wird in Zusammenhang mit der GPB für Demenzbetroffene bzw. für aus anderen Gründen in der → Kognition eingeschränkte Menschen verwendet. *Siehe auch:* *→ Wandern* *→ BPSD*
Wohnbeglei-tung, die	Angebot, das es in einigen Einrichtungen zur GPB gibt. Es zielt darauf ab, Menschen in Apartmentbereichen zu unterstützen und zu begleiten. Ziel ist die Herstellung bzw. der Erhalt der Fähigkeit, weitgehend selbstständig zu wohnen.
Wohngruppe, die	Ähnelt architektonisch der → Alten-WG, ist aber in der Regel von Pflege- und Betreuungspersonen begleitet *Es handelt sich bei der Wohngruppe um einen Gegenentwurf zur „klassischen" Pflegeeinrichtung, der vor allem mehr Individualität ermöglichen will.* *Siehe auch:* *→ Alten-WG* *→ Generationenwohnen*
Xerostomie, die	Mundtrockenheit *Tritt häufig als Nebenwirkung bei Medikamenteneinnahme auf; ältere Menschen sind gefährdeter, weil oft → Polypharmazie vorliegt.*

Zehn-Minuten-Aktivierung, die	10 Minuten dauernde Aktivierungseinheit für Demenzbetroffene mit beeinträchtigtem → Kurzzeitgedächtnis, die das → Langzeitgedächtnis anregen soll; es sollen spielerisch einfache Alltagsaufgaben erledigt oder Erinnerungen aufgefrischt werden, am besten scheint dafür der Vormittag geeignet. *Siehe auch:* *→ Aktivierung*
Zeitliche Orientiertheit, die	Eine von vier Dimensionen der → Orientiertheit Jemand kennt Tageszeit, Datum, Jahreszeit, Kalenderjahr usw.; die zeitliche Orientiertheit kann ganz oder teilweise und vorübergehend oder dauerhaft eingeschränkt sein.
Zeitverwirrtheit, die	Zweites Stadium (von vier) nach Naomi Feil Es zeichnet sich durch zunehmenden Rückzug in die Vergangenheit aus, Betroffene halten sich nicht mehr an soziale Übereinkünfte. Gefühle und Bedürfnisbefriedigung stehen im Vordergrund, starke Gefühlsschwankungen sind möglich. *Siehe auch:* *→ Demenzstadien nach Naomi Feil*
Zentrieren, das	Element der → Validation Atem- und Konzentrationstechnik, mit der Validationsanwender*innen sich in die Lage versetzen, sich dem Gegenüber voll und ganz zu widmen; sie steht unabhängig vom Stadium der/des Betroffenen, der/die validiert wird, jeweils am Anfang der Interaktion. *Siehe auch:* *→ Validation* *→ Fragetechniken*
ZOPA	Zurich Observation Pain Assessment (Abkürzung) Form des Schmerzassessments für Menschen, die fast keine Reaktion zeigen und deren Schmerzerleben sich daher nur schwer einschätzen lässt; auch hier wird auf unterschiedliche Kategorien (etwa: Laute, Gesichtsausdruck oder Körpersprache) geachtet; Ziel ist, festzustellen, ob grundsätzlich Schmerz erlebt werden könnte. *Siehe auch:* *→ Assessment, geriatrisches* *→ Basis-Assessment, geriatrisches* *→ ECPA* *→ BESD* *→ BISAD*

Zugehörige, die	Oft wird nicht mehr nur von Angehörigen (die meist ja Verwandte der Klient*innen sind) gesprochen, sondern auch von → Zugehörigen – das können zum Beispiel Freund*innen oder andere Bezugspersonen sein. Zugehörige sind, wie auch Angehörige, eine wertvolle → Ressource. *Siehe auch:* *→ Angehörigenarbeit*
Zugehörigkeit, die	Hier: Zugehörigkeit zu einer bestimmten Gruppe (z. B. hinsichtlich des Berufs, der Interessen, des Alters usw.) Biografiearbeit kann helfen, das Gefühl von Zugehörigkeit zu vermitteln, indem über das, was mit einer bestimmten Gruppe verbindet, gesprochen wird und indem es immer wieder einmal Erwähnung findet bzw. auch praktisch umgesetzt wird. Wenn jemand z. B. gerne gekocht hat, tut es ihm/ihr gut, wenn das auch wahrgenommen (und er oder sie z. B. um Rat gefragt) wird. Besonders angenehme Gruppenerlebnisse stärken das Zugehörigkeitsgefühl. *Siehe auch:* *→ Biografiearbeit*

Literaturverzeichnis

Backes, G. M./Clemens, W. (2008): Lebensphase Alter. Eine Einführung in die sozialwissenschaftliche Alternsforschung. Juventa.

Baltes, Paul B./Baltes, Margret M. (1994): Gerontologie: Begriff, Herausforderung und Brennpunkte. In: Baltes, Paul B. et al. (1994): Alter und Altern. Ein interdisziplinärer Studientext zur Gerontologie. Walter De Gruyter & Co. S. 1–34.

Bartmann, S./Fehlhaber, A./Kirsch, S./Lohfeld, W. (Hg.) (2009): „Natürlich stört das Leben ständig" – Perspektiven auf Entwicklung und Erziehung. VS Verlag für Sozialwissenschaften. S. 159–182.

Biedermann, M. (2011): Essen als basale Stimulation: Fingerfood, Eat by Walking etc. Vincentz. 3., überarbeitete Auflage.

Böhm, E. (1999): Psychobiographisches Pflegemodell nach Böhm. Band I: Grundlagen. Verlag Wilhelm Maudrich.

Böhm, E. (1999a): Verwirrt nicht die Verwirrten. Neue Ansätze geriatrischer Krankenpflege. Psychiatrie-Verlag.

Breuer, P. (2009): Visuelle Kommunikation für Menschen mit Demenz. Grundlagen zur visuellen Gestaltung des Umfeldes für Senioren mit (Alzheimer-)Demenz. Hans Huber.

Brandstädter J. (2011): Positive Entwicklung: Zur Psychologie gelingender Lebensführung. Springer.

Buijssen, H. (2014): Demenz und Alzheimer verstehen. Erleben-Hilfe-Pflege: Ein praktischer Ratgeber. Beltz. 8. Auflage.

Colemann, P. (1986): Aging and Reminiscence Processes. John Wiley and Nourney, Vollmer GmbH & Co KG, Haan-Gruiten. 5., aktualisierte Auflage.

Csef, H. (2003): Affekte als Regulatoren zwischenmenschlicher Beziehungen. In: Nissen, G. (Hg.) (2003): Affekt und Interaktion. Neue Aspekte zur Genese und Therapie psychischer Störungen. Verlag W. Kohlhammer. S. 104–112.

Deutsche Alzheimergesellschaft (o.A.): Die Frontotemporale Demenz. Informationsblatt 11 (online: https://www.deutsche-alzheimer.de/fileadmin/Alz/pdf/factsheets/infoblatt11_frontotemporale_demenz.pdf).

Dafsari, F. S./Jessen, F. (2019): Depression im Alter – Diagnostik, Pathophysiologie und therapeutische Strategien. Geriatrie up2date 2019; 1(02). S. 135–148.

Erikson, Erik H. (1973): Identität und Lebenszyklus. Suhrkamp.

Erlemeier, N. (2002): Grundlagen für Sozial- und Pflegeberufe. Waxmann. 2., überarbeitete und erweiterte Auflage.

Feil, N. (1999): Validation. Ein Weg zum Verständnis verwirrter alter Menschen. Ernst Reinhardt Verlag. 5., überarbeitete Auflage.

Frohnhofen H. (2021): Geriatrisches Assessment. Grundlagen und Handlungsanweisungen für die Praxis. Kohlhammer.

Fürstler, G./Hausmann, C. (2000): Psychologie und Sozialwissenschaft für Pflegeberufe. Facultas.

Griese, B./Griesehop, H. R. (2007): Biografische Fallarbeit. Theorie, Methode und Praxisrelevanz. VS Verlag für Sozialwissenschaften.

Grond, E. (2003): Pflege Demenzkranker. Brigitte Kunz Verlag.

Halek, M./Bartholomeyczik, S. (2006): Verstehen und Handeln. Forschungsergebnisse zur Pflege von Menschen mit Demenz und herausforderndem Verhalten. Schlütersche.

Haske, H. (1993): Soziale Kompetenz im Alter. In: Howe, J. et al. (Hg.) (1993): Lehrbuch der psychologischen und sozialen Alternswissenschaft, Bd. 1. Roland Asanger.

Hornung, R./Lächler, J. (2006): Psychologisches und soziologisches Grundwissen für Gesundheits- und Krankenpflegeberufe. Beltz. 9., vollständig überarbeitete und aktualisierte Auflage.

Höwler, E. (2007): Gerontopsychiatrische Pflege. Lehr- und Arbeitsbuch für die Altenpflege. Brigitte Kunz Verlag. 3., aktualisierte Auflage.

Kemper, J. (1995): Schlafstörungen im Alter erkennen und behandeln. Ernst Reinhardt Verlag.

Kemper, J. (2000): Alternde und ihre jüngeren Helfer. Vom Wandel therapeutischer Wirklichkeit. Ernst Reinhardt Verlag.

Kessels, U. (2013): Jugend. In: Andresen, S./Hunner-Kreisel, C./Fries, S. (eds.): Erziehung. J.B. Metzler. URL: https://link.springer.com/chapter/10.1007/ 978-3-476-05023-6_6

Kommerell et al. (2014): Lebensphasen. In: Menche, N. (Hg.) (2014): Pflege Heute. Lehrbuch für Pflegeberufe. Elsevier, Urban & Fischer. 6., vollständig überarbeitete Auflage. S. 109–149.

Köther, I. (Hg.) (2016): Altenpflege. Thieme. 4., überarb. und erw. Auflage.

Kulbe, A. (2017): Grundwissen Psychologie, Soziologie und Pädagogik. Lehrbuch für Pflegeberufe. Kohlhammer. 3., überarbeitete und erweiterte Auflage.

Lachs, M.S./Feinstein, A. R./Cooney, L. M./Jr., Drickamer, M. A./Marottoli, R. A./Pannill, F. C. et al. A simple procedure for general screening for functional disability in elderly patients. Ann Intern Med 1990; 112: 699–706.

Laslett, P. (1995): Das Dritte Alter. Historische Soziologie des Alterns. Juventa.

Lawton, M. P./Brody, E. M. (1969): Assessment of older people: Self-maintaining and instrumental activities of daily living. The Gerontologist, 9. S. 179–186.

Lay, R. (2012): Ethik in der Pflege. Ein Lehrbuch für die Aus-, Fort- und Weiterbildung. Schlütersche.

Lehr, U. (2003): Psychologie des Alterns. Quelle & Meyer.

Martin, M./Kliegel, M. (2008): Psychologische Grundlagen der Gerontologie. Kohlhammer GmbH. 2. Auflage.

Marwedel, U. (2013): Gerontologie und Gerontopsychiatrie lernfeldorientiert. Europa-Lehrmittel.

Matolycz, E. (2013): 100 Fragen zur Biografiearbeit, Biografiearbeit anwenden. Schwierigkeiten bewältigen. Biografische Notizen erstellen. Schluetersche Verlagsgesellschaft.

Matolycz, E. (2015): Altenarbeit. Ein Lehrbuch für Sozialbetreuungsberufe. Facultas.

Matolycz, E. (2016): Pflege von alten Menschen. Springer, 2. Auflage.

Matolycz, E. (2022): Chamäleon Altersdepression – Pflege und Betreuung Betroffener. Geriatrie up2date 2022; 04(03): 213-227. DOI: 10.1055/a-1832-7484.

Meyer, M. (1998): Gewalt gegen alte Menschen in Pflegeeinrichtungen. Verlag Hans Huber.

Milisen et al. (Hg.) (2004): Die Pflege alter Menschen in speziellen Lebenssituationen: modern – wissenschaftlich – praktisch. Springer.

Nigg, B./Steidl, S. (2005): Gerontologie, Geriatrie und Gerontopsychiatrie. Ein Lehrbuch für Pflege- und Gesundheitsberufe. Facultas.

Peters, M. (2006): Psychosoziale Beratung und Psychotherapie im Alter. Vandenhoeck & Ruprecht.

Presacco, A./Simon, J. Z./Anderson, S. (2016): Effect of informational content of noise on speech representation in the aging midbrain and cortex. Journal of Neurophysiology, Vol. 116 (No. 5). https://doi.org/10.1152/jn.00373.2016

Radenbach, J. (2013): Lexikon Soziale Betreuung: Fachbegriffe der Altenhilfe von A–Z. Schlütersche.

Raven, U. (2009): Zur Bewältigung der ‚Seneszenzkrise' – Bedingungen einer professionalisierten Hilfe für Menschen im ‚Vierten Lebensalter'. In: Bartmann, S./Fehlhaber, A./Kirsch, S./Lohfeld, W. (eds.) „Natürlich stört das Leben ständig". VS Verlag für Sozialwissenschaften. https://doi.org/10.1007/978-3-531-91620-0_11.

Reisberg B. et al (1999): Retrogenesis: clinical, physiologic, and pathologic mechanisms in brain aging, Alzheimer's and other dementing processes. European Archives of Psychiatry and Clinical Neuroscience; Vol. 249, Suppl. 3:28–36.

Rogers, C. (2004): Therapeut und Klient. Grundlagen der Gesprächspsychotherapie. Fischer Taschenbuch Verlag. 18. Auflage.

Ruhe, H. G. (2009): Methoden der Biografiearbeit. Lebensspuren entdecken und verstehen. Juventa.

Sachweh, S. (2012): „Noch ein Löffelchen?" Effektive Kommunikation in der Altenpflege. Hans Huber. 3., überarbeitete Auflage.

Sachweh S. (2019): Spurenlesen im Sprachdschungel. Kommunikation und Verständigung mit demenzkranken Menschen. Hofgrefe. 2. vollständig überarbeitete und ergänzte Auflage.

Schaade, G. (2009): Demenz. Therapeutische Behandlungsansätze für alle Stadien der Erkrankung. Springer.

Schmithüsen, F. (Hg.) (2015): Lernskript Psychologie. Die Grundlagenfächer kompakt. Springer.

Schneberger, M./Jahn, S./Marino, E. (2010): „Mutti lässt grüßen ..." Biografiearbeit und Schlüsselwörter in der Pflege von Menschen mit Demenz. Schlütersche Verlagsgesellschaft.

Schneider, C. (2007): Pflege und Betreuung bei psychischen Alterserkrankungen. Eine geronto-soziologisch-pflegewissenschaftliche Analyse. Facultas.

Schützendorf, E. (2015): Das Recht der Alten auf Eigensinn: Ein notwendiges Lesebuch für Angehörige und Pflegende. Reinhardt. 5. Auflage.

Seligmann, M. E. P. (1983): Erlernte Hilflosigkeit. Müller.

Steinberg, L. (1993): Adolescence. McGraw-Hill.

Tideiksaar, R. (2000): Stürze und Sturzprävention. Assessment-Prävention-Management. Aus dem Amerikanischen von Silvia Mecke, Bonn. Deutschsprachige Ausgabe herausgegeben von Prof. Dr. Theo Dassen. Mit einem Geleitwort von René Schwendimann. Verlag Hans Huber.

Tornstam, L. (1989): Gero-transcendence: a reformulation of the disengagement theory. In: Aging. Clinical and Experimental Research, Vol 1. S. 55–63.

Van de Ven, L. (2004): Familiäre Problematik in der Altenpflege. In: Milisen et al. (Hg.) (2004): Die Pflege alter Menschen in speziellen Lebenssituationen: modern – wissenschaftlich – praktisch. Springer. S. 267–282.

Van der Kooij, C. (2007): Ein Lächeln im Vorübergehen. Erlebensorientierte Altenpflege mit Hilfe der Mäeutik. Hans Huber.

Van der Kooij, C. (2015): Die Dynamik der Mäeutik. Die Bewohnerbesprechung als Quelle gemeinsamer Professionalität. In: NovAcura. Das Fachmagazin für Pflege und Betreuung 2/2015. S. 36–38.

Watson, I. J. /Arfken, C. I./Birge, S. J. (1993): Clock completion: An objective screening test for dementia. Journal of the Amerocam Geriatric Society (41). S. 1235–1240.

Watzlawick P./ Beavin J. H./ Jackson D. D. (2007): Menschliche Kommunikation. Formen, Störungen, Paradoxien. Hans Huber. 11., unveränderte Auflage.

Weakland, J. H./Herr, J. J. (1992): Die Beratung älterer Menschen und ihrer Familien. Die Praxis der angewandten Gerontologie. Vorwort von Paul Watzlawick. Verlag Hans Huber.

Wehner L./Schwinghammer, Y. (2017): Sensorische Aktivierung. Ein ganzheitliches Förderkonzept für hochbetagte und demenziell beeinträchtigte Menschen. Springer. 2. Auflage.

WHO (2003): Weltbericht Gewalt und Gesundheit. Online: https://www.gewaltinfo.at/uploads/pdf/WHO_summary_ge.pdf

Yesavage, J./Brink, T./Rose, T./Lum, O./Huang, V./Adey, M./Leirer, O. (1983): Development and validation of ageriatric depression screening scale: a preliminary report. Journal of Psychiatric Research 17. S. 37–49.

Internetquellen

https://afmd.de/wp-content/uploads/2018/03/Flyer_Maeeutik-Dr-1.pdf

https://afmd.de/wp-content/uploads/2019/02/AFMD_Infomappe.pdf

https://www.aromapflege.com/Portraet-Aromapflege

https://eref.thieme.de/ebooks/2055832#/ebook_2055832_SL79180414

https://flexikon.doccheck.com/de/Agitiertheit

https://flexikon.doccheck.com/de/Barthel-Index

https://flexikon.doccheck.com/de/Ged%C3%A4chtnis

https://flexikon.doccheck.com/de/Habituation

https://flexikon.doccheck.com/de/Lentigo_senilis

https://flexikon.doccheck.com/de/Mobilit%C3%A4tstest_nach_Tinetti

https://flexikon.doccheck.com/de/Presbyopie

https://flexikon.doccheck.com/de/Salutogenese

https://flexikon.doccheck.com/de/Timed_%22Up_and_Go%22-Test

https://flexikon.doccheck.com/de/Typ-2-Diabetes

https://geriatrie-online.at/wp-content/uploads/2020/04/Basis-Assessement-1.pdf

http://posttraumatische-belastungsstoerung.com/dissoziativer-stupor

https://viamedici.thieme.de/lernmodul/5390822/4915232/geriatrische+syndrome+die+6+gro%C3%9Fen+i

https://www.aerzteblatt.de/nachrichten/71092/Cocktailparty-Effekt-Selektives-Hoeren-auch-ein-Problem-desGehirns

https://www.aerzteblatt.de/archiv/162727/Kognitive-Defizite-Wie-man-Schmerzen-auch-bei-Demenz-erkennen-kann

https://www.alzheimer-forschung.de/alzheimer/wasistalzheimer/geschichte-alzheimer-krankheit/

https://www.apotheken-umschau.de/krankheiten-symptome/diabetes/typ-2

https://www.bfarm.de

https://www.bibliomed-pflege.de/news/29234-die-integrative-validation-nach-nicole-richard

https://www.deutschesgesundheitsportal.de/glossary/adcs/

https://www.diakonie-akademie.at/vr/dementia-care-mapping-dcm

https://www.eden-alternative.de/philosophie/

http://www.ergotherapie-frank.de/ergo-therapie-leben-pflege-zuerich-berlin-muenchen-frank/

https://www.geriatrie-bochum.de/assessment/geriatrische-depressions-skala-gds.php

https://www.geriatrie-bochum.de/assessment/iadl.php

https://www.gesundheit.gv.at/krankheiten/gehirn-nerven/demenz/verlauf

https://www.icd-code.de/

https://smoothfood.de/

https://www.medmix.at/geriatrische-patienten-in-der-notaufnahme/?cn-reloaded=1

https://www.mna-elderly.com/sites/default/files/2021-10/MNA-german.pdf

http://www.neuro24.de/show_glossar.php?id=44

https://www.oegari.at/web_files/dateiarchiv/editor/bisad-skala.pdf

http://www.oepia.at/hochaltrigkeit/?page_id=9

https://www.pflege.de/krankheiten/demenz/test/mmst/

https://www.pqsg.de/seiten/openpqsg/hintergrund-zehn-minuten-aktivierung.htm

https://www.prolife.de/inkontinenz/pad-test

https://www.psychiater-psychotherapie.com/deutsch-affekt/

https://www.qs-optiker.at/altersweitsichtigkeit

https://www.socialnet.de/lexikon/Herausforderndes-Verhalten

https://www.sozialministerium.at/Themen/Gesundheit/Gesundheitssystem/Gesundheitssystem-und-Qualitaetssicherung/Planung-und-spezielle-Versorgungsbereiche/Akutgeriatrie-Remobilisation-(AG-R)-und-Remobilisation-Nachsorge-(RNS)-in-Oesterreich.html

https://www.testzentrale.de/shop/resident-assessment-instrument-rai-2-0.html

https://www.werpflegtwie.de/leitfaden-pflege/pflegeoase/

http://www.wohnen-im-alter.de/glossar.html